WARUM **STILLEN** POLITISCH IST

WARUM STILLEN POLITISCH IST

Gabrielle Palmer

Aus dem Englischen
von Ingeborg Hagedorn

magas verlag

Die Originalausgabe erschien erstmalig 2016 unter dem Titel *Why the Politics of Breastfeeding Matter* bei Pinter & Martin Ltd., London.

Für die in der Originalausgabe enthaltenen Links auf englische Webseiten wurde versucht, deutschsprachige Äquivalente zu finden. Eine Vollständigkeit kann nicht gewährleistet werden. Für die Links auf Webseiten Dritter übernehmen wir keine Haftung, da wir uns diese nicht zu eigen machen, sondern lediglich auf deren Stand zum Zeitpunkt der Erstveröffentlichung verweisen. Hinweise und Tipps werden gerne entgegengenommen und in folgenden Auflagen umgesetzt.

Deutsche Erstausgabe März 2022

Titelseite: Gudrun Marth, Nesselröden *www.kunstbude-freisinn.de*
Rückseite: Magas Verlag
Übersetzung: Ingeborg Hagedorn, Berlin *www.textundsprache.com*
Lektorat: Anna Petri-Satter, Mühlheim an der Ruhr *www.gloria-texte.de*
Satz: Petra Strauch, Bonn
Druck und Einband: Bookpress *www.bookpress.eu*
Printed in the EU
ISBN 978-3-949537-00-4

Dieses Buch ist dem Andenken
von Dr. C. F. Ibrahim gewidmet (1932–2013).
Er konfrontierte die Macht mit der Wahrheit.

Dieses Buch öffnet die Augen für die großen Zusammenhänge. Stillen rettet Leben: Es bedeutet Gesundheit für Kinder und ihre Mütter, fördert gesellschaftliche Chancengleichheit und schützt unseren Planeten. Nicht-Stillen gefährdet Leben, schafft Abhängigkeits- und Machtstrukturen und unterhält einen enormen Wirtschaftszweig.

Gabrielle Palmer zeigt auf, wie es so weit kommen konnte, dass das natürlich funktionierende System »Stillen« durch vielfältige Faktoren und vor allem auch vorsätzlich gestört wurde und wird. Mit klarer Sprache und auf eindrucksvolle Weise hilft sie, diese schädlichen Strukturen zu erkennen und zu durchschauen.

Beim Lesen wird unübersehbar, dass Stillförderung nur dann nachhaltig wirken kann, wenn das Stillen über den privaten Raum hinaus in seiner umfassenden Bedeutung für die Menschheit anerkannt wird und gleichzeitig die Politik – auch gegen den Einfluss und das wirtschaftliche Interesse einzelner Wirtschaftszweige und Konzerne – Maßnahmen ergreift, um die gesundheitlichen, gesellschaftlichen und wirtschaftlichen Interessen aller Menschen zu schützen.

La Leche Liga Deutschland e. V.

Gabrielle Palmer ist Ernährungswissenschaftlerin und Autorin. In den 70ern war sie Sillberaterin und hat in England den Interessenverband »Baby Milk Action« (International Baby Food Action IBFAN) mitgegründet. In den frühen 80ern lebte und arbeitete sie ehrenamtlich in Mozambik. Über die Ernährung von Babys hat sie geschrieben, gelehrt und gekämpft, insbesondere gegen die unethische Vermarktung von Säuglingsnahrung. In den 90ern hat sie diverse »Train the trainer«-Kurse zum Thema Stillen für die WHO/UNICEF mitgestaltet, bis sie nach China ging, wo sie zwei Jahre lang lebte. 1999 wurde sie von UNICEF zur »HIV and Infant Feeding Officer« ernannt. Als unabhängige Beraterin hat sie für diverse Gesundheits- und Entwicklungsorganisationen gearbeitet. Von 2001 bis 2007 arbeitete sie als Dozentin an der »London School of Hygiene and Tropical Medicine«, wo sie selbst Ernährungswissenschaft studiert hatte. Sie hat Trainingskurse für Gesundheitsfachkräfte in über 46 Ländern erarbeitet und durchgeführt, auch in der Mongolei, Libyen und Nordkorea. Sie ist Mutter und Großmutter und hat drei Bücher geschrieben, darunter das wegweisende Werk »The politics of breastfeeding«, ein Bestseller seit 2009.

INHALT

VORWORT ZUR DEUTSCHEN AUSGABE

Jede Mutter hat das Recht, sich für oder gegen das Stillen zu entscheiden. Ob Stillen gelingt, hängt allerdings sehr davon ab, wie das Umfeld, die gesellschaftlichen, politischen und wirtschaftlichen Bedingungen es unterstützen oder untergraben. Hersteller von Muttermilchersatznahrung nutzen jeden Trick in der Kiste und jede politische Einflussnahme, um ihre Produkte in den Markt zu drücken und damit das Stillen zurückzudrängen: Gestillte Babys brauchen keine Ersatznahrung. Gabrielle Palmer beschreibt die Strategien der Industrie – und die Folgen. Je ungünstiger die Lebensumstände sind, je ärmer ein Land ist, desto schlimmer sind die Konsequenzen, bis hin zu hunderttausenden Todesfällen. Doch auch bei uns wirkt es sich nachteilig aus, wenn Babys nicht oder nur kurz gestillt werden. Es ist eine gesellschaftliche, eine politische Aufgabe, das Stillen zu schützen und Müttern und Kindern gelingendes Stillen zu ermöglichen. Bei uns und überall auf der Welt. Ich übergebe das Wort an Gabrielle Palmer!

Utta Reich-Schottky, befasst sich seit 1981 mit Stillberatung, Stillförderung und dem Schutz des Stillens gegenüber Verkaufsinteressen. Sie ist Gesellschafterin und Dozentin im DAIS Deutsches Ausbildungsinstitut für Stillbegleitung gUG, Fellow und Vorstandsmitglied Academy of Breastfeeding Medicine, Mitglied der Nationalen Stillkommission und von IBFAN, International Baby Food Action Network. 2022

VORWORT ZUR ENGLISCHEN AUSGABE

Im Jahr 1974 las ich eine Broschüre mit dem Titel »Babykiller«[1], deren Inhalt mich erschrak. Es ging darin um eine Frau mit kleinen Kindern, eine Frau wie ich. Sie wurde durch bewusst irreführende Angaben dazu gebracht, ein Produkt zu kaufen, das den Tod ihres Babys verursachte. Die Sachlage war so eindeutig, dass ich davon ausging, das Thema wäre innerhalb von fünf Jahren vom Tisch … Ich war damals noch jung. Ich fing an, mich für das Thema zu engagieren. Zwölf Jahre später bat mich Sheila Kitzinger, Anthropologin und Geburtsaktivistin, ein Buch zu schreiben mit dem Titel »The Politics of Breastfeeding«[2]. Dieses Buch ist jetzt in der dritten Auflage erschienen, und tragischerweise immer noch aktuell. Nach wie vor bin ich der Meinung, dass dieses Problem im Vergleich zu allen Problemen dieser Welt leicht gelöst werden könnte. Wenn Sie mehr darüber wissen wollen, dann lesen Sie bitte das längere Buch. Diese Broschüre ist nur ein kleiner erster Einstieg in die Tragweite der Politik des Stillens. Ich hoffe, dass Sie so dazu inspiriert werden, mehr über dieses Thema herauszufinden und selber aktiv zu werden.

Gabrielle Palmer. 2016

1

WORUM GEHT ES HIER EIGENTLICH?

»Es gibt nur einen einzigen Grund, warum eine Frau nicht stillen sollte, und zwar dann, wenn sie es nicht will!«

Sheila Kitzinger (1929–2015)

Auf ihrer Silvesterparty stellte mich meine Freundin ihrer Tante Fiona* vor, einer gebildeten und vornehmen Dame. »Das ist Gabrielle, sie ist eine weltweit anerkannte Expertin, was das Stillen angeht!« »Wie widerlich!«, entgegnete Fiona daraufhin mitfühlend. Meine Freundin und ich mussten lachen. Daran war ich schon gewöhnt. Wenn ich gefragt werde, was ich beruflich mache, nuschele ich normalerweise irgendetwas in Richtung von »Ernährung«. Denn die Emotionen, die dieses Thema auslöst, und zwar sowohl die negativen als auch die positiven, reiben mich zu sehr auf. In diesem Buch werde ich darlegen, wa-

* Alle Namen wurden geändert.

rum es zwar in der Tat ein so »widerliches Thema« ist – aber nicht ganz in dem Sinne, wie Fiona es gemeint hatte.

Wie man reich und berühmt wird

Wenn Sie ein Produkt erfinden würden, das ein sowohl leckeres als auch nahrhaftes Lebensmittel wäre, gleichzeitig auch ein Wundermittel, das seine Konsument:innen vor Krankheiten schützen, zu ihrer Gesundheit beitragen würde und sie auch jeden Tag schöner werden ließe, so würden Sie reich und berühmt werden. Und wenn Sie dieses Produkt aus preiswerten, überall verfügbaren Inhaltsstoffen herstellen und es bei Bedarf umgehend liefern könnten, wären Sie vermutlich Multimilliardär:in. Wenn sich darüber hinaus dann auch noch jede Portion von diesem Lebensmittel an die verändernden Bedürfnisse seiner Verbraucher:innen anpassen ließe und auch noch einen lebenslang anhaltenden großen gesundheitlichen Nutzen für diese haben könnte, dann würden Sie vermutlich einen großen Preis gewinnen für Ihre wissenschaftliche und ökonomische Genialität, so etwas wie den Nobelpreis. Sie hätten die erste personalisierte Medizin der Welt geschaffen, und zwar eine für die wichtigste Zeitphase eines Menschenlebens. Das ist eine Errungenschaft der Art, wonach die Wissenschaft strebt.

Zumindest die eine Hälfte von Ihnen kann dies bereits heute,* und viele von Ihnen haben es schon getan oder sie tun es jetzt. Allerdings: In Bezug auf das Geld und die Preise habe ich gelogen. Zwar haben Frauen seit Anbeginn der menschlichen Existenz ihre Kinder gestillt, doch stellen sie immer noch die ärmste Hälfte der Menschheit mit der geringsten Macht dar.

Diejenigen Menschen hingegen, die extrem reich werden, die Firmen, die künstliche Milch herstellen und diese verkaufen, produzieren ein minderwertiges Produkt, und sie bieten

* Ich hoffe, die Hälfte von Ihnen sind männliche Leser.

es in Kombination mit einem ebenso schlechten Liefersystem an. Doch es ist ihnen gelungen, uns davon zu überzeugen, dass ihr Produkt dem Original ebenbürtig oder sogar noch besser wäre.

»Aber, aber«, höre ich Sie rufen, »was ist mit all den Frauen, die nicht stillen können? Müssen ihre Babys dann nicht verhungern? Viele Frauen sind nicht in der Lage zu stillen, und viele Babys können nicht an der Brust gefüttert werden.* Und was ist mit den Frauen während einer Hungersnot? Oder wenn sie krank, gestorben, oder einfach nicht in der Nähe ihres Kindes sind? Was ist mit all den Waisen und den Adoptivkindern? Und überhaupt, meine Mutter konnte mich nicht stillen, ihre Brustwarzen hatten die falsche Form! Und was ist, wenn jemand Vierlinge hat? Und was ist mit Berufstätigen? Mütter können schließlich nicht zur Arbeit gehen und gleichzeitig ihre Kinder stillen! Sie wollen mir doch nicht erzählen, dass die Frauen zu Hause bleiben sollten? Nebenbei gesagt, Stillen ist furchtbar. Ich habe versucht, zu stillen, aber es war eine einzige Qual, und überhaupt – mein Baby ist damit einfach nicht klargekommen. Das Beste, was ich jemals gemacht habe, war, dass ich es an die Flasche gewöhnt habe.«

Lassen Sie uns an dieser Stelle erstmal tief durchatmen. Ja, es stimmt, viele Frauen haben tatsächlich schlechte Erfahrungen mit dem Stillen gemacht. Das heißt aber nicht, dass das

---

* Frauen vermeiden es, zu stillen, oder sie hören früh damit auf, und zwar aus vielen verschiedenen Gründen, die in diesem Buch besprochen werden. Die zeitliche Begrenzung des Stillens und eine schlechte Technik des Anlegens an die Brust sind die Hauptgründe für Schmerzen und Stillprobleme. Kulturelle und medizinische Unkenntnis führen zu einem Mangel an fachkundiger Hilfe und dazu, dass hartnäckige Mythen über das Stillen verbreitet werden und das Vertrauen darin zerstört wird. So wurde Frauen mit flachen Brustwarzen gesagt, dass sie nicht stillen könnten. Das stimmt nicht. Die Kultur der künstlichen Säuglingsernährung wurde durch ein unerbittliches Marketing tief in der Gesellschaft verwurzelt.

so sein muss. Wir sollten hinterfragen, warum fast alle skandinavischen Frauen stillen, aber nur etwa die Hälfte der irischen Frauen überhaupt damit anfangen. Und warum »versuchen« es so viele Frauen in reichen Ländern und geben doch nach ein paar Tagen oder Wochen wieder auf, während die Frauen in einigen der ärmsten Länder es sich gar nicht vorstellen können, dass eine Frau beim Stillen »versagen« könnte? Wir sollten der Frage auf den Grund gehen, warum das Stillen eine der wenigen positiven Verhaltensweisen ist, die in den ärmeren Ländern mehr verbreitet ist als in den reicheren. Und dann richten wir unsere Aufmerksamkeit auf die Frage, wieso – wenn das Stillen doch der Goldstandard für ein Kind ist – es so normal geworden ist, dieses durch minderwertige Produkte zu ersetzen.

Spielt das eine Rolle?

Ja, das tut es! Stillen ist von essenzieller Bedeutung für Gesundheit und Wohlergehen der Menschheit, und zwar in vielerlei Hinsicht. Ob ein Kind gestillt wird oder nicht, ist in der reichen Welt* vielleicht »nur« eine Frage von Gesundheit oder Krankheit. In den ärmsten Regionen der Welt jedoch geht es dabei um Leben und Tod.[3] Das Stillen kann auch ein wichtiges ausgleichendes Element sein, innerhalb von einzelnen Gesellschaften und über diese hinaus.

---

* Wenn Sie mehr als 28.000 US-Dollar pro Jahr verdienen, gehören Sie zu den reichsten 5 % der Weltbevölkerung. Jemand, der nur 11.000 US-Dollar pro Jahr verdient, lebt unterhalb der US-Armutsgrenze, ist aber immer noch reicher als 85 % der Menschen auf der Welt.

Macht es einen Unterschied?

Ja, das tut es. Die Folgen des Stillens sind überall gleich.* Doch die Folgen des Nicht-Stillens unterscheiden sich stark, je nachdem, wo auf der Welt ein Kind geboren wird. Kinder, die in Armut geboren werden, haben ein deutlich höheres Risiko für Unterernährung, Krankheit und einen frühen Tod als diejenigen Kinder, die mit Zugang zu Wohlstand und guter Gesundheitsversorgung geboren werden. Von den längerfristigen Folgen des Nicht-Stillens sind die Ärmsten am stärksten betroffen. Diese beinhalten Mangelernährung, schlechteres Wachstum, schlechtere Entwicklung, Fettleibigkeit, Diabetes und noch vieles mehr. Und dies bezieht sich nur auf die individuelle Ebene der einzelnen Menschen. Wenn man den Effekt jedoch gesamtgesellschaftlich betrachtet, wird klar, wie der positive Unterschied, den das Stillen ausmacht, immer mehr an Bedeutung gewinnt in einer Welt, die zunehmend von humanitären und umweltbedingten Krisen heimgesucht wird. Drei große Themen unserer Zeit sind Massenmigration, Antibiotikaresistenz und Klimawandel. Das Stillen beeinflusst sie alle drei, aber auf diese Themen will ich vorerst nicht weiter eingehen.

Alltägliche Todesursachen

Die weltweit häufigsten Todesursachen für Säuglinge sind Lungenentzündungen (Atemwegsinfektionen) und Durchfallerkrankungen (gastro-intestinale Infektionen). Je weniger ein Baby gestillt wird und je mehr Kunstnahrung es erhält, umso größer ist sein Risiko, eine von diesen Krankheiten zu bekommen.

---

* Dieses Buch ist zu kurz, um alle Beweise über die wissenschaftlich belegten Vorteile des Stillens und die Risiken des Nicht-Stillens aufzunehmen, aber in Anhang 1 finden Sie eine Zusammenfassung.

»Das Baby eines Millionärs, das nicht gestillt wird, ist weniger gesund als ein ausschließlich gestilltes Baby, dessen Mutter aus der ärmsten sozialen Schicht stammt.«
J. Stewart Forsyth, Ninewells Medical School, Schottland 2006

Bis in die 1990er Jahre hinein behaupteten viele Wissenschaftler:innen, Ärzte und Ärztinnen, dass die Fütterungsmethoden für Babys in den reichen Ländern keinen Unterschied in Bezug auf deren Gesundheit ausmachen. Dann entdeckten Forscher:innen zu ihrer Überraschung Hinweise, die belegten, dass die Infektionsraten für Atemwegsinfektionen und gastrointestinale Infektionen bei mit Kunstmilch gefütterten Babys im sauberen, kühlen Klima von Dundee in Schottland ebenso hoch waren wie bei den mit Milchersatz ernährten Babys in den heißen, überfüllten Slums von Manila auf den Philippinen. Aufgrund einer frühzeitigen Diagnose und Behandlung in einem ausgezeichneten Gesundheitssystem erholten sich die Babys in Dundee zwar schnell und konnten überleben. In Manila hingegen, wo das Gesundheitssystem überlastet war, waren die Krankheitsverläufe schwerer und die Sterblichkeit dementsprechend hoch.

Trotz des erfreulichen Rückgangs der Sterblichkeitsraten von Kindern sterben weltweit jedes Jahr immer noch sechs Millionen Kinder unter fünf Jahren. Von diesen überleben 823.000 Kinder nicht, weil sie entweder nicht gestillt werden oder weil das Stillen verzögert, erschwert oder aber zu früh beendet wird.[4] Das sind mehr als 2.000 Todesfälle von Säuglingen pro Tag, die durch eine optimale Stillpraxis vermieden werden könnten. »Optimal« bedeutet, in den ersten sechs Monaten ausschließlich zu stillen, also ohne Zugabe von Wasser, Säften, Milch oder Breinahrung. Anschließend wird für zwei Jahre oder darüber hinaus zusätzlich zu nährstoffreicher Familienkost weiterhin gestillt. Solche optimalen Stillpraktiken kämen auch der Gesundheit der Frauen selbst zugute und könnten weltweit zusätzlich 20.000 Todesfälle pro Jahr durch Brustkrebs verhindern.

All diese Krankheiten und Todesfälle sind nicht etwa darauf zurückzuführen, dass Frauen keine Muttermilch produzieren könnten. Der Anteil der Mütter, die dazu wirklich nicht in der Lage sind, ist im Gegenteil sogar so gering, dass nur wenige meiner Kolleg:innen in ihrem ganzen Leben überhaupt auf einen einzigen Fall gestoßen sind.* Der wichtigste Grund für die vielen Todesfälle liegt vielmehr darin, dass künstliche Milchprodukte und andere Ersatzprodukte für das Stillen eine ideale Nahrung durch eine minderwertige ersetzen. Überdies können durch diese minderwertige Nahrung Krankheitserreger übertragen werden, während zugleich dem Baby die in der Muttermilch enthaltene Bandbreite der Infektabwehr vorenthalten wird.** Viele Krankheiten und Todesfälle könnten verhindert werden, wenn die Familien und auch die Fachkräfte im Gesundheitswesen ein Bewusstsein entwickeln würden, dass das Infektionsrisiko für ein Baby umso größer ist, je weniger es gestillt wird und je mehr es mit künstlicher Nahrung versorgt wird.***

---

* Das Sheehan-Syndrom (postpartaler Hypopituitarismus), bei dem die Hypophyse der Mutter geschädigt ist, ist eine der seltenen Ursachen. Die ausbleibende Milchbildung einer Frau nach der Geburt ist ein Hinweis auf den möglichen Verbleib von Plazentaresten in der Gebärmutter. Dieser lebensbedrohliche Zustand erfordert eine schnelle Behandlung.

** Diese Schutzwirkung ist erstaunlich. Die Muttermilch enthält bereits Antikörper gegen alle Infektionserreger, denen die Mutter in ihrem Leben begegnet ist. Gleichzeitig produziert ihr Körper ständig neue Antikörper, die in die Milch gelangen, wenn sie und ihr Baby auf neue Infektionen treffen.

*** Die Muttermilch enthält auch einen generellen Schutz. Zum Beispiel bildet ein Protein namens Immunglobulin A eine schützende Schicht im Verdauungstrakt des Babys und verhindert so, dass schädliche Mikroben in dessen Blutkreislauf gelangen. Andere Flüssigkeiten oder Nahrungsmittel als Muttermilch können diese Barriere durchbrechen und zu einer Infektion beim Baby führen.

Würden weltweit alle Babys innerhalb der ersten Stunde nach der Geburt gestillt, so könnten 22 % der Todesfälle bei Neugeborenen verhindert werden.[5] Ein Säugling, der innerhalb einer Stunde nach der Geburt gestillt wird, hat eine dreimal höhere Überlebenschance als einer, der erst einen Tag danach erstmalig gestillt wird.[6] In den reichen Gesellschaften sind die zwei wichtigsten Ursachen für den Tod von Säuglingen zum einen das Syndrom des Plötzlichen Kindstods und zum anderen die nekrotisierende Enterokolitis, eine Darmerkrankung.* Das Risiko, dass ein Baby eines dieser beiden Syndrome erleidet, ist signifikant niedriger, wenn es gestillt wird. Babys, die zu krank oder zu schwach sind, um selbst zu saugen, können mit abgepumpter Muttermilch gefüttert werden.

Bisher konnte in keiner einzigen Studie die Überlegenheit von Kunstmilch über das Stillen nachgewiesen werden. Daher stellt sich die Frage, warum ganze Bevölkerungen ihre Babys mit künstlich hergestellter Nahrung füttern, ohne wirklich darüber im Bilde zu sein, was sie da tun.

Brüste sind schlecht fürs Geschäft

Ungeachtet der Behauptungen der Herstellerfirmen von Muttermilchersatz gibt es keinen Beweis dafür, dass die Gesundheit und das Wohlbefinden von Säuglingen und Müttern wirklich im Mittelpunkt ihres Interesses stehen. Die Verbreitung der künstlichen Säuglingsnahrung ist untrennbar verbunden mit dem kommerziellen Produktionswachstum, und das ist ein sehr profitables Geschäft. Das unerbittliche Marketing der Firmen, die Kunstmilch vertreiben, hat ein Level erreicht, bei

* Im Fall von Babys mit nekrotisierender Enterokolitis, die zumeist mit niedrigem Geburtsgewicht geboren werden und nicht saugen können, kann die abgepumpte Milch ihrer Mutter oder, als zweitbeste Lösung, gespendete Muttermilch lebensrettend sein.

dem die globalen Umsätze auf ein Niveau von 44,8 Milliarden US-Dollar (2014) geschätzt werden. Es wird erwartet, dass sie bis 2019 eine Summe von 70,6 Milliarden US-Dollar erreichen werden.[7]

Muttermilchersatz hat seine Existenzberechtigung. Noch immer gibt es zu viele Waisenkinder und ausgesetzte Babys, und immer noch sterben zu viele Mütter bei der Geburt.* Frauen muss das Recht gewährt werden, zu stillen. Es gibt aber auch Frauen, die nicht stillen wollen: Warum sollte eine Frau dazu gezwungen werden, sich den Hürden auszusetzen, die über Jahrzehnte sowohl in sozialer als auch in kommerzieller Hinsicht errichtet worden sind? Idealerweise sollten Muttermilch-Banken und stillende Ammen diese Lücken füllen, aber das ist noch nicht der Fall. Dann gibt es da noch die geringe Anzahl von Frauen oder Babys, die ein sehr seltenes medizinisches Problem haben, welches das Stillen an der Brust ausschließt. Frauen, die mit einer HIV-Infektion leben, können eine informierte Entscheidung treffen, nicht oder nur für kurze Zeit zu stillen.** Eine Frau hingegen, deren HIV-Infektion sich zu einer Aidserkrankung entwickelt hat, sollte nicht stillen. Es versteht sich außerdem von selbst, dass eine Frau, die eine doppelte Mastektomie hinter sich hat, nicht stillen kann. Wir benötigen Ersatzprodukte für Muttermilch und damit einhergehend auch das Wissen und die Fähigkeit, diese so sicher wie möglich einzusetzen.

---

* Die Anzahl der Frauen, die aufgrund von Komplikationen während der Schwangerschaft und Geburt sterben, ist von geschätzten 532.000 im Jahr 1990 um 43 % auf 303.000 Fälle im Jahr 2015 gesunken.

** Ausschließliches Stillen in den ersten Monaten birgt kein höheres Risiko einer HIV-Übertragung als die ausschließliche Ernährung mit künstlicher Milch. Antiretrovirale Medikamente verhindern die Übertragung von HIV durch die Muttermilch.

Es gibt jedoch keinen vollkommen sicheren Weg der Ernährung eines Babys mit Muttermilchersatz.* Die Produkte, die Geräte und die zur Herstellung von künstlicher Säuglingsnahrung notwendigen Prozesse bergen alle das Risiko einer Infektion. Pulvermilch für Säuglinge kann mit Krankheitserregern** kontaminiert sein, sowohl durch die verwendeten Rohstoffe als auch über die jeweils verwendeten Herstellungsverfahren. Wenn diese Produkte dann auch noch falsch zubereitet und gehandhabt werden, können sich diese Krankheitserreger in gefährlichem Maße vermehren, was wiederum zu besonders schweren Infektionen mit fatalem Ausgang führen kann. Dies kann überall auf der Welt geschehen.

Unwissenheit ist kein Segen

Wahrscheinlich leben viele von Ihnen, die dieses Buch lesen, nicht in extremer Armut, und wahrscheinlich kennen Sie sehr viele mit Milchersatz ernährte Babys, die gesund und munter sind. Auch Sie selbst wurden möglicherweise nicht optimal gestillt. Doch auch Babys in reichen Ländern können krank werden, weil sie mit Pulvermilch gefüttert werden, und einige von ihnen sterben. Da, wo die Gesundheitssysteme gut funktionieren, rettet oft eine frühe Diagnose und eine schnelle Behandlung ihr Leben; das ist jedoch nicht immer der Fall. Die kleine Nichte einer Freundin, die von Geburt an mit Muttermilchersatz ernährt wurde, starb an einer Lungenentzündung. Ihre trauernden Eltern erwarteten ein weiteres Kind. Ich fragte, ob

---

* Wie Sie eine Ernährung mit Muttermilchersatz so sicher wie möglich gestalten können, finden Sie in Anhang 2 und 3.

** Das sind Bakterien und andere Mikroorganismen, die Krankheiten verursachen können. E. Sakazakii ist einer der Erreger, der in PIF (Powdered Infant Formula) gefunden wurde und dessen Name 2007 in Cronobacter Sakazakii geändert wurde. Dieser hat in vielen reichen Ländern zum Tod von Säuglingen geführt.

die Mediziner:innen der trauernden Mutter erklärt hätten, dass sie ihr neues Baby schützen könne, wenn sie es stillen würde. »Nein«, sagte meine Freundin, »und ich kann ihr das auch nicht sagen; niemand wird das tun.« Die meisten von uns haben Angst, Menschen zu nahe zu treten. Deswegen reden wir um den heißen Brei herum und lassen im Endeffekt diese Menschen im Stich.

Wenn Sie nun Ihre Mutter fragen, ob sie Sie gestillt hat, und sie ärgerlich wird, weil sie es nicht getan hat, dann hören Sie sich bitte ihre Geschichte an. Einflüsse, die weit außerhalb ihrer Kontrolle lagen, machten es einer Frau äußerst schwer, ihr Kind zu stillen. Die gleichen Kräfte sind heute immer noch wirksam.

Frauen, die nicht gestillt haben, sind oft wütend auf mich und auch auf die Fakten. Ich habe bei meinen Kindern auch Fehler gemacht. So hatte ich einen Autounfall, als sie ohne Sicherheitsgurte auf dem Rücksitz saßen. In den 70er Jahren des vorigen Jahrhunderts gab es noch keine Gurte für den Rücksitz, und es war normal, Kinder unangeschnallt dort hinzulegen. Natürlich war mir mulmig bei der Vorstellung, was möglicherweise passieren könnte. Doch ich folgte der damaligen Praxis und ging so vor, wie ich dachte, dass es okay wäre. Das war es jedoch nicht. Zum Glück blieben die Kinder unverletzt. Aber ich komme um die Tatsache nicht umhin, dass sie durch meine Schuld hätten verletzt werden oder sogar Schlimmeres hätte passieren können. Natürlich fühlte ich mich damals schuldig, aber das ist jetzt nicht mehr der Fall. Schuldgefühle zehren nur die eigene Energie auf und tun einem nicht gut! Werfen Sie alle Schuldgefühle aus dem Fenster.

2

EIN GUTES SYSTEM WIRD UNTERGRABEN

»Säugetiere, jene Lebewesen, die pelzig und warmblütig sind und ihre Jungen mit Milch ernähren, sind die beliebtesten aller Tiere – vielleicht, weil wir selbst Säugetiere sind.«

David Attenborough,
Tierfilmer, Naturforscher und Schriftsteller

Wir sind Säugetiere

Laktation – die Milchbildung – ist eine fantastische biologische Strategie und einer der Gründe dafür, warum die Menschen als Spezies so erfolgreich sind. Wegen unseres großen Gehirns werden wir zu früh geboren, um auf uns allein gestellt überleben zu können. Wir sind buchstäblich zu dickköpfig. Im Gegensatz zu den meisten anderen Säugetieren sind Menschenbabys zu einem hohen Grad über mehrere Jahre abhängig von der Nahrung und Zuwendung ihrer Mütter.

Für über 90 % der Menschheit gab es keine Milch, die das Stillen hätte ersetzen können. Wenn eine Mutter starb, übernahm entweder eine andere Frau das Stillen, oder das Baby musste sterben. Wir haben uns so entwickelt, dass wir mit einer Ernährung ohne tierische Milch gedeihen. Angesichts der langen Zeit, die die Menschheit existiert, ist das Melken von Tieren eine sehr junge Praxis. Als einige Menschen vor etwa 10.000 Jahren* damit begannen, Tiere zu domestizieren, musste die Milch noch fermentiert oder gesäuert werden, damit sie für Menschen verdaulich wurde. Aufgrund einer Mutation entwickelten nur die Nordeuropäer und ein paar andere Gruppen die bemerkenswerte Eigenschaft, auch noch nach ihrer Säuglingszeit Laktose verdauen zu können.**

Seit Beginn der schriftlichen Aufzeichnungen vor etwas mehr als 5.000 Jahren gibt es Beschreibungen über das Füttern von tierischer Milch an verwaiste Babys. Manchmal saugte das Baby direkt an der Zitze des Tieres. Die meisten dieser Säuglinge starben.

90 % aller Menschen, die jemals gelebt haben, waren Sammler:innen und Jäger:innen. Die wild wachsenden Lebensmittel in ihrem Umfeld boten eine abwechslungsreiche und nährstoffreiche Ernährung. Jeder, der die wenigen Gruppen studierte, die heute noch so leben wie unsere Vorfahren, stellte fest, dass »Stillversagen«, also die Unfähigkeit zu stillen, bei diesen Gruppen völlig unbekannt ist. Die Anthropologen James und Lisa Woodburn kennen das Nomadenvolk der Hadza in Tansania seit über 50 Jahren. Niemand aus diesem Volk kann sich an einen Fall erinnern, bei dem es zu wenig Milch gab oder es

---

* Unsere Spezies, den Homo sapiens (der weise Mensch), gibt es seit etwa 70.000 Jahren, doch andere Menschenarten haben sich zuerst schon vor 2,5 Millionen Jahren entwickelt.

** Die Laktoseintoleranz wird heute als Alaktasie bezeichnet, als würde es sich um eine Krankheit handeln. Tatsächlich ist und war es für die meisten Menschen ein Normalzustand.

zum »Stillversagen« kam. Dasselbe gilt für indigene Völker im Amazonas oder die abgelegen lebenden Stämme in Papua-Neuguinea: Wenn man dort erzählt, dass eine Frau zum Stillen nicht in der Lage sein könne, löst man damit Erstaunen und Gelächter aus.

Frauenkörper sind erstaunlich

Bis zum 20. Jahrhundert war man allgemein der Ansicht, dass arme, unterernährte Frauen für ihre Babys nicht genug Milch zur Verfügung hätten. Diese Vorstellung stellte sich jedoch als Unsinn heraus. Forscher:innen fanden heraus, dass afrikanische Frauen, die auf dem Land lebten und jahreszeitlich bedingt immer wieder hungern mussten, ebenso viel Milch produzierten wie die gut bis überernährten Australierinnen und Europäerinnen. Die Ernährungswissenschaftler:innen Ann und Andrew Prentice fügten der normalen Ernährung von Frauen aus Gambia mit Nährstoffen angereicherte Kekse hinzu. Die von ihnen produzierte Menge an Muttermilch änderte sich jedoch nicht im Geringsten.[8] Der entscheidende Faktor war das Baby. Denn je mehr dieses an der Brust der Mutter saugte, desto mehr wurde die Milchbildung angeregt.

Offensichtlich sind alle Frauen darauf ausgelegt, auch Zwillinge zu stillen, daher ist es unwahrscheinlich, dass ihr Körper für ein Baby nicht genügend Milch bilden könnte. Das sind alles klar ersichtliche Tatsachen. Ich war davon auch überrascht. Ich bin in Großbritannien aufgewachsen, und hier sagen die Leute: »Wirst du versuchen, zu stillen?« So, als ob man vorhätte, an einem Marathon teilzunehmen, bei dem man wahrscheinlich vorzeitig abbrechen müsste.

Als ich in den 1930er Jahren in Mosambik lebte, lernte ich auf sehr informelle Weise, wie das Stillen funktioniert. Armut, Hunger und Krieg waren hier allgegenwärtig, und ich beobachtete einfach die Mütter und ihre Babys. Eines Tages kam Josina in die Klinik, die ihre fünf Monate alten Drillinge untersuchen lassen wollte. Sie war eine typische Bäuerin und hatte schon fünf ältere Kinder, die ihr mit den Babys halfen. Josinas Drillinge waren bei der Geburt sehr klein gewesen,* sie hatten aber alle rasant an Gewicht zugelegt und gediehen, ausschließlich gestillt, gut. Wir europäischen Gesundheitshelfer:innen staunten nicht schlecht. Josina dagegen verstand unsere Aufregung nicht. Sie praktizierte unbewusst, was ich selbst später wissenschaftlich belegt fand: Ein Baby regt durch das Saugen an der Brust die Milchbildung an. Dies gilt auch dann, wenn drei Babys an der Mutterbrust saugen, was dazu führt, dass die Mutter entsprechend mehr Milch bildet. Tatsächlich ist es so, dass ein schwächeres Kind vom effektiveren Saugen eines stärkeren sogar profitiert, sodass sich Mehrlinge oft gegenseitig unterstützen können. Ein Schlüsselfaktor war, dass Josina durch das zu dieser Zeit herrschende wirtschaftliche Chaos gar keinen Zugang zu Muttermilchersatz hatte. Wenn der zur Verfügung gestanden hätte, hätten ihre Babys möglicherweise Infektionen bekommen, sie hätten weniger gut gesaugt und so die Menge von Josinas Muttermilch reduziert.

In den 1980er Jahren untersuchte Alex de Waal, ein Forscher und Menschenrechtsaktivist in Afrika, die Sterberaten und ihre Ursachen während der Hungersnot im sudanesischen West Darfur. Er fand heraus, dass die Säuglingssterblichkeit sich nicht von derjenigen in normalen Zeiten unterschied, und erkannte, dass dies darauf zurückzuführen war, dass die Frauen ihre Kinder ausschließlich stillten.[9] Das ist auch der Grund, warum unterernährte Frauen in Gefangenenlagern ihre Babys am Leben und gesund erhalten konnten. Frauen sind in Bezug auf ihren Stoffwechsel effizienter und können länger mit we-

---

* Zwischen 2.250 g und 2.700 g.

niger Kalorien auskommen als Männer.* Wenn das Stillen einmal nicht funktioniert, dann liegt das meistens daran, dass das Baby ein Problem damit hat, effektiv zu saugen, oder dass es ganz daran gehindert wird. Zu viele Menschen verstehen immer noch nicht das zugrunde liegende Prinzip, dass nämlich die Brust einer Frau auf das Verhalten des Babys reagiert und nicht vergleichbar ist mit einer Speisekammer mit einem begrenzten Vorrat an Milch. Es ist so, wie mein Sohn, ein Ingenieur, es auf den Punkt brachte: »Die Brust ist eine Drüse, keine Blase.«

Das bedeutet *nicht*, dass Frauen nicht das Recht hätten, genug für ihre eigene Gesundheit essen zu können. Völlig zu Recht sorgen in Katastrophenfällen die Hilfsorganisationen für zusätzliche Nahrung für stillende Mütter. Sie wird benötigt, um nach der Geburt wieder zu Kräften zu kommen und sich um ihre Kinder kümmern zu können. Sie benötigt sie aber nicht zur Milchbildung. Die ist die Aufgabe des Babys.

Gute Männer machen Fehler

Trotz der biologischen Zuverlässigkeit der Milchbildung sind wir Menschen ausgesprochen gut darin, einfache Dinge zu verkomplizieren, so sehr, dass wir in punkto Stillen eine Goldmedaille für das »Vermasseln von Systemen« gewinnen könnten. Blicken wir zurück in das England des 18. Jahrhunderts. Der große französische Chemiker Louis Pasteur (1822–1895),

* Theoretisch benötigen stillende Frauen in den ersten sechs Monaten 500 kcal pro Tag zusätzlich. Allerdings sättigen diese zusätzlichen Kalorien lediglich die Mutter, haben aber keinen Effekt auf die Milchbildung. Das in der Schwangerschaft angelegte Körperfett stellt eine Kalorienreserve dar. Angesichts der weltweiten Zunahme von Übergewicht und Fettleibigkeit, selbst in armen Regionen, muss diese Annahme [der zusätzlich benötigten Kalorien, Anm. d. Redaktion] jedoch neu untersucht werden. Es könnte sein, dass die metabolischen Adaptionen in der Stillzeit den Frauen helfen, Energie einzusparen.

der bewies, dass Mikroben Krankheiten verursachen, war noch nicht geboren. Während des größten Teils der Geschichtsschreibung waren Geburt und Stillen reine Frauensache. Doch nun begannen die Ärzte (zu der Zeit alle männlich), sich dafür zu interessieren. Durchaus aus den richtigen Beweggründen, nämlich um Leben zu retten. Ich möchte Ihnen nun über einen von ihnen, Dr. William Cadogan, etwas erzählen, da seine Arbeit besonders große Wellen schlug. Andere Ärzte folgten in seinem Kielwasser, und durch den britischen Imperialismus verbreiteten sich die Ideen dieser einflussreichen Männer auf der ganzen Welt.

Cadogan, der ein sehr begabter Beobachter war, fielen die häufigen Todesfälle von Säuglingen auf. Und er bemerkte, dass die einfachen, arbeitenden Bauersfrauen ihre Babys von Geburt an ausschließlich stillten, während die Babys der wohlhabenden Familien mit aus heutiger Sicht abwegigen Breikreationen gefüttert wurden. Diese wurden aus Zutaten wie Brotkrumen, Wein, Butter, Kuhmilch, Wasser und weiß Gott was noch zubereitet. Damit fütterte man die Babys oft schon, ehe sie überhaupt zum ersten Mal an die Brust angelegt worden waren. Wenn Babys gestillt wurden, geschah dies in der Regel durch Ammen, und es kam oft zu Verzögerungen beim Füttern oder auch zu einem Wechsel der Amme. Es mag für uns zwar vielleicht so aussehen, als ob die gut situierten Frauen nicht stillen wollten, aber sie haben – auch nicht anders als die meisten von uns – ganz einfach in erster Linie das gemacht, was Familie und Freunde von ihnen erwarteten. Vielen von diesen Frauen war es sogar *nicht einmal erlaubt,* zu stillen. Den Grund dafür werden wir im nächsten Kapitel erfahren.

Cadogan führte seine Aufzeichnungen sehr sorgfältig. Und als er sich seine Daten ansah, stellte er fest, dass die weitaus größere Anzahl an Babys wohlhabender Mütter starb als die der Ärmeren. Und er stellte fest, dass auch die reichen Frauen selbst ein größeres Risiko hatten, nach der Geburt eines Kindes zu sterben. Ihm wurde klar, dass das Stillen den entscheidenden Unterschied ausmachte.

Er publizierte einen Aufsatz,* der, mehrfach nachgedruckt und in viele Sprachen übersetzt, zu einem Bestseller wurde. Cadogan wurde reich, berühmt und einflussreich. Seinetwegen entwickelte sich der Trend, dass nun auch vornehme Frauen ihre Babys stillen wollten, und zwar ausschließlich und gleich nach der Geburt. Daraufhin sank die Sterblichkeitsrate sowohl der Säuglinge als auch die der Mütter. Das Wissen, das Stillen das nachgeburtliche Mortalitätsrisiko vermindert, motivierte auch die reichen Frauen zum Stillen, obwohl sie damit der Kultur ihrer Familien zuwiderhandelten.**

Ungeachtet seines steigenden Ansehens und guter Bezahlung durch die Reichen, kümmerte sich Cadogan auch um verlassene und verwaiste Babys. Er organisierte, dass diese durch Ammen gestillt wurden. Die geneigten Landfrauen, die auch ihre eigenen Kinder stillten, wurden bezahlt wie moderne Pflegemütter in der heutigen Zeit, und waren wegen ihrer Fähigkeiten respektiert.

Die meisten der Babys wuchsen über mehrere Jahre bei ihnen auf, und viele Leben wurden gerettet. In den Waisenhäusern, in denen nicht gestillt wurde, überlebten jedoch nur sehr wenige Säuglinge. So wurde um das Jahr 1830 das Dublin Foundling Hospital, ein Waisenhaus für Findelkinder, geschlossen, weil 99,6 % der Babys darin verstarben. Einer der Gründe war, dass den katholischen Ammen verboten wurde, Babys von Protestantinnen zu stillen. Ebenso durften in Österreich die christlichen Ammen keine jüdischen Babys stillen.

---

* Dr. William Cadogan, An Essay upon Nursing and the Management of Children from their Birth to Three Years of Age, 1748.

** Frühes, ausschließliches Stillen hätte die Abstoßung der Plazenta gefördert und Brustentzündungen verhindert. Beide Komplikationen können zur Sepsis führen und tödlich enden.

An und für sich mag ich die Vorstellung, dass die Religion mit der Muttermilch weitergegeben wird. Heißt das nun, dass man ein frommer Danonit wird, wenn man mit Milchpulver von der Marke Danone* gefüttert wird? Tatsächlich sagt man der Werbung von Nestlé für Babymilch und Babynahrung nach, Teil einer Marketingstrategie zu sein, um Markentreue für ein ganzes Leben zu schaffen. Die Vorstellung, aus einer Marke eine Religion zu machen, ist also gar nicht so weit hergeholt.

Nun zum bedauerlichen Teil dieser Angelegenheit: Cadogan propagierte das mütterliche Stillen (das Stillen durch Ammen stand für ihn erst an zweiter Stelle; es war für ihn aber immer noch besser als gar kein Stillen). Es sollte sofort nach der Geburt ausschließlich gestillt werden. Dieser Ansatz wurde mittlerweile von der modernen wissenschaftlichen Forschung auch bestätigt und ist als gut und gesund belegt. Auch dass Cadogan seine Beobachtungen aufzeichnete und aus den gewonnenen Daten Rückschlüsse zog, war fortschrittlich. Doch wie die meisten populären Koryphäen machte auch er Fehler und kam zu einigen falschen Schlussfolgerungen. So war er, zusammen mit anderen Ärzten, der Überzeugung, dass Überfütterung bei Säuglingen Durchfall verursachen würde, damals wie heute ein wesentlicher Faktor für die Säuglingssterblichkeit. In dieser Hinsicht unterschied Cadogan jedoch nicht zwischen dem Stillen an der Brust und einer Schüssel Brei aus zerstampftem Brot und Kuhmilch. Vor der Erfindung des Kühlschranks und der Erkenntnis, wie wichtig Hygienemaßnahmen sind, wurden viele Lebensmittel verunreinigt. Cadogan konnte nicht wissen, dass Muttermilch Infekt abwehrende Faktoren enthält. Woher auch? Noch hatte man nicht entdeckt, dass Mikroben Krankheiten verursachen. Bis zu diesem Zeitpunkt gab es keinerlei Einschränkung beim Füttern von Säuglingen. Nun verkündete

---

* Im Jahr 2015 war Danone nach Nestlé der zweitgrößte Hersteller von Babymilch und Babynahrung weltweit.

Cadogan, dass die Babys nicht öfter als fünf Mal am Tag gestillt werden sollten. Er hatte kein Bewusstsein für das Zusammenspiel von Nachfrage und Angebot bei der Milchbildung. Immerhin schlug er nicht vor, die für das Stillen aufgewendete Zeit zu begrenzen, das überließ er den Ärzten und Ärztinnen des 20. Jahrhunderts. Er untersagte den Müttern jedoch nächtliches Stillen und ebenso, dass das Baby mit Mutter oder Amme das Bett teilte.

Ich hege durchaus Sympathien für Cadogan. Er kümmerte sich um verlassene Babys, hinterfragte seine eigenen Daten und brachte Dinge ins Rollen. Ihm war keineswegs bewusst, dass eine seiner Regeln so viel Schaden anrichten würde! Leider komme ich um den Hinweis nicht umhin, dass er – wie viele Ärzte seiner Zeit – ein Problem mit seiner Einstellung gegenüber Frauen hatte, die Sie abschrecken könnte. Sein Essay beginnt mit den folgenden Worten:

> *»Ich sehe mit großer Freude, dass die Sorge um Kinder endlich in den Händen von vernunftbegabten Männern liegt. Meiner Meinung nach wurde diese Aufgabe fatalerweise viel zu lange der Obhut von Frauen überlassen. Bei ihnen kann man nicht davon ausgehen, dass sie durch entsprechendes Wissen für diese Aufgabe geeignet wären – ganz ungeachtet der Tatsache, dass sie diese als ihr ureigenstes Gebiet betrachten.«*[10]

Nun wollen wir uns anschauen, ob ein wenig Terminplanung beim Stillen schaden kann.

3

STILLEN, FRUCHTBARKEIT UND BEVÖLKERUNG

»Die Natur hat die Dinge so weise geordnet, dass, wenn die Frauen ihre Kinder stillen würden, sie ihre eigene Gesundheit erhielten. Und es würde nach der Geburt eines jeden Kindes ein solch zeitlicher Abstand bestehen, dass wir selten ein Haus voller Babys sähen.«

Mary Wollstonecraft (1759–1797)*

Bei meiner Mutter hat es nicht geklappt.

Auf der ganzen Welt verhindert das Stillen der Mütter mehr Geburten als alle anderen Formen der Empfängnisverhütung.

»Oh nein, das ist nicht wahr … Ich bin mir da ganz sicher, denn meine Mutter hat gestillt, und ihre drei Kinder wurden jeweils im Abstand von 13 Monaten geboren.«

---

* Mary Wollstonecrafts Buch »A Vindication of the Rights of Women« (1792) gilt als der erste Klassiker von feministischem Gedankengut.

Meine Gesprächspartnerin, Rowena, ist eine kluge Frau; sie führt ihr eigenes Geschäft und ist Großmutter. Ich mag sie. Ich weiß über diese Dinge zwar gut Bescheid, aber es gibt nichts Schlimmeres als jemanden, der immer alles besser weiß. Wenn ich unter Menschen bin, beiße ich mir dann schon mal auf die Zunge; aber diesmal nehme ich all meinen Mut zusammen und fahre fort:

»Gut, sie hat damals vier Monate Schonzeit bekommen.«

»Ich vermute ja; aber wir wissen schließlich alle, dass das mit dem Stillen als Empfängnisverhütung nicht funktioniert.«

»Doch, eigentlich schon. Dazu gibt's gute Untersuchungen. Forscher:innen fanden heraus, dass die !Kung-Buschfrauen* in der Kalahari-Wüste ihre Kinder jeweils im Abstand von vier Jahren bekamen. Wenn ein Baby jedoch schon bei der Geburt verstarb, dann wurden sie schnell wieder schwanger. Anders als in anderen Gesellschaften war für sie Sex während der Stillzeit nicht tabu.«

»Und warum hat das dann bei meiner Mutter nicht funktioniert?«

»Eine berechtigte Frage. Weil wir Frauen aus der westlichen Hemisphäre ganz anders stillen. Wir haben Zeitpläne dafür und verteilen die Stillzeiten in Abständen über den Tag. Wir geben zusätzlich Wasser, benutzen Schnuller oder pumpen unsere Milch ab, damit jemand anderes füttern kann. Und wir schlafen auch nicht mit unseren Babys zusammen in einem Bett. Um den Hormonspiegel aufrechtzuhalten, der den Eisprung verhindert, muss eine Frau ihr Baby die meiste Zeit in ihrer Nähe haben, besonders in der Nacht. Es ist nämlich nicht die Milchproduktion, die den Eisprung stoppt, sondern die häufige Stimulation der Brustwarze. Die Wissenschaftler:innen, die die !Kung-Buschfrauen und ihre Babys beobachteten, stellten fest,

---

* Das Rufzeichen steht für den »Klick«-Laut in der !Kung-Sprache.

dass sich die Saugperioden durchschnittlich alle vierzehn Minuten wiederholten.«

»Oh, wie schrecklich! Du erwartest also, dass Frauen ihre Babys ständig ganz nah am Körper tragen sollen – wie Blutegel? Die Frauen werden keine Rolle rückwärts machen ... du willst doch nicht etwas sagen ...«

> *»Stop. Wenn ich eine Tatsache erwähne, dann ist das lediglich die Information über eine Tatsache. Ich bin kein Geistlicher, der eine Predigt hält. Und ich sage dir auch nicht, was du tun sollst. Wenn ich davon spreche, dass die prähistorischen Frauen zwischen vier und sieben Jahren gestillt haben, dann sage ich nicht – ich wiederhole: nicht – dass du das auch so machen sollst. Und wenn ich davon spreche, dass die Sammlerinnen für den größten Teil der täglichen Nahrung sorgten, die aus Früchten, Wurzeln, Blättern, kleinen Säugetieren, Reptilien und Insekten bestand, dann will ich damit nicht sagen, dass du im nächstbesten Park Käfer für die Familienmahlzeiten sammeln sollst. Nicht jede Information beinhaltet eine Aufforderung an dich.«*

Natürlich habe ich das nicht gesagt, denn ich bin ziemlich höflich. Ich hatte mir schon gedacht, dass der Beitrag der Buschfrauen für das Wissen um die Menschheit für Rowena nicht von so großer Bedeutung war. Also erklärte ich es ihr anhand der Forschungen mit schottischen Müttern: Solange diese ihre Babys mindestens sechsmal am Tag für insgesamt 65 Minuten stillten, darin eingeschlossen einige nächtliche Fütterungen, hatten sie keinen Eisprung. Und da schien Rowena plötzlich beeindruckt zu sein: Schottische Frauen zählten für sie, Buschfrauen nicht.

Cadogans Busen

Jetzt muss ich erklären, auf welche Weise unser Held des vorhergehenden Kapitels, der ehrenwerte William Cadogan, Schaden angerichtet hat. Seine Empfehlung, die Anzahl der Stillmahlzeiten auf fünf pro Tag zu beschränken (wie die empfohlenen fünf täglichen Gemüseportionen – vielleicht lieben die Briten ja einfach die Zahl Fünf) und seine Ablehnung, dass Mütter mit dem Baby in einem Bett schlafen, hatte problematische Folgen. Zwar hatte Cadogan niemals geraten, die Zeit für eine Fütterung oder die Stillzeit an der jeweiligen Brust zu begrenzen, wie spätere Lehrmeister es taten. Daher konnten zumindest einige der Babys auch mit nur fünf Fütterungen am Tag die Milchbildung ausreichend stimulieren. Vielen gelang das jedoch nicht, vor allem nicht in den ersten Wochen nach der Geburt. So begann das Problem namens »nicht genug Muttermilch«. Der entscheidende Punkt bei diesem Vorgehen ist jedoch, dass die »Fünf-Mal-am-Tag-Babys« ihre Mütter nicht vor dem Eisprung schützen konnten! Und so zündete Cadogans Ratschlag die Lunte einer wahren Zeitbombe an Fruchtbarkeit.

Wenn man nach einer vorhergehenden Schwangerschaft zu oft oder zu früh wieder schwanger wird, erhöht sich das Risiko von Krankheit, Unterernährung und Tod für eine Mutter, für ihr Kleinkind und für ihr neues Baby. Wenn Sie in einem reichen Land mit einer guten Gesundheitsversorgung leben, können Sie dieses Risiko eingehen, aber ideal ist es nicht. Die gesundheitliche Belastung, die entsteht, wenn zu viele Kinder zu kurz nacheinander geboren werden, kann für eine Gesellschaft eine große Tragweite haben. Veränderungen in der Praxis der Säuglingsfütterung fielen zeitlich mit einem starken Anstieg des Bevölkerungswachstums zusammen. Bis heute können wir uns nicht sicher sein, ob eben diese Veränderungen die Hauptursache waren für die Bevölkerungsexplosion, da dabei noch viele andere Faktoren eine Rolle spielen. Aber es ist wahrscheinlich, dass diese Umstellung der Praxis der Säuglingsfütterung einen wesentlichen Beitrag dazu geleistet hat.

Als die Frauen die neuen Gesundheitsregeln befolgten und das eingeschränkte Stillen praktizierten, gab es mehr schreiende Babys und mehr unglückliche Mütter denn je. Was also konnte man tun? Man gab den Babys »zwischen« den Fütterungen etwas anderes zu essen. Anstatt dass man den Babys die Brust als Nahrung oder Trost anbot, wann immer sie das Bedürfnis danach äußerten, bekamen sie nun Wasser, oft mit Zucker oder Kräutern gemischt, in der Karibik als »Buschtee« bezeichnet.*

Ab dem späten 19. Jahrhundert überschwemmten immer mehr kommerzielle Produkte den Markt, die als Nahrung zwischen den Stillmahlzeiten dienen sollten. Obwohl die Werbung mit ihren gesundheitsfördernden Eigenschaften prahlte, war ihr Nährstoffgehalt im Vergleich zur Muttermilch wesentlich geringer; häufig waren die Produkte sogar schädlich. Wenn dem Baby zwischen den Mahlzeiten andere Nahrungsmittel, Flüssigkeiten oder auch Schnuller angeboten werden, so geht die Milchbildung zurück. Im 20. Jahrhundert wurde den Frauen schließlich geraten, die Minuten, die ein Baby an der Brust verbrachte, einzuschränken und die Brüste jeweils zu einem festgelegten Zeitpunkt pünktlich zu wechseln. Dies führte zu einem Durcheinander, da so das wichtige Zusammenspiel zwischen Mutter und Kind unterbrochen wurde. Wecker und Armbanduhren wurden zur unverzichtbaren Grundausstattung für die Säuglingsernährung, doch führten sie in Wirklichkeit dazu, die Fähigkeit des Babys, nämlich effektiv zu saugen, immer wieder zu unterbrechen.

---

* In den 1970er Jahren rieten meine Nachbarinnen in Manchester zum »Aschetee«: Man nimmt eine heiße Kohle aus dem offenen Feuer, legt sie in Wasser und gibt den daraus resultierenden Sud dem Baby, wohlgemerkt nach Entfernung der Kohle.

Überall dort, wo die Einschränkung des Stillens allgemein üblich wurde, verbreitete sich das Problem der »nicht ausreichenden Milch«. Bei der Suche nach den Ursachen konzentrierten sich die Ärzte auf das Versagen der Frauen, so, als könnten diese Milch produzieren, ohne dass ihre Babys saugten! Wenn sie nicht genug Milch hatten, mussten die Frauen wohl selbst schuld sein: Sie waren zu empfindlich, zu rothaarig, sie aßen das Falsche, sie entspannten sich nicht und waren generell ganz einfach nicht gut genug. Bis heute geben sich Frauen selbst die Schuld, wenn das Stillen nicht klappt. Und wer stand schon in den Startlöchern mit den teuren Ersatzprodukten? Doch dazu später mehr, jetzt kehren wir zurück zur Zeitbombe der Fruchtbarkeit.

Sie vermehrten sich wie die Karnickel

In vielen Gesellschaften war man sich früher durchaus der Tatsache bewusst, dass das Stillen eine Schwangerschaft verhindern konnte. Häufig wurden die armen Leute dafür verurteilt, dass sie zu viele Kinder bekamen, dabei waren es in Wirklichkeit über Jahrhunderte hinweg die Reichen, die sich wie die Kaninchen vermehrten. In der Zeit vor der industriellen Revolution kontrollierten in weiten Teilen Europas die einfachen Frauen die Größe ihrer Familie, indem sie sowohl ihre eigenen Babys als auch die von anderen Frauen stillten. Von den aristokratischen Familien wiederum wurden Ammen angestellt, da es der Lebenszweck einer Königin oder einer Herzogin war, so viele Erben wie möglich zu produzieren. Vornehme Frauen mussten ihren Herren und Meistern gehorchen, und den meisten war es verboten, zu stillen.

Die wohlhabende englische Erbin Ann Hatton brachte im 17. Jahrhundert 30 Kinder zur Welt, »fünf Söhne und acht Töchter, außerdem zehn Kinder, die jung starben, und sieben Totgeburten«. Einfache Frauen hatten in der damaligen Zeit höchstens sieben Schwangerschaften in vernünftigen Abständen. Das Leben der armen Ann Hatton glich eher dem einer Ameisenkönigin als dem eines menschlichen Wesens. Sie stillte keines ihrer Kinder. Und wenn wir uns wieder den !Kung-Buschfrauen zuwenden, oder unseren Vorfahrinnen, die ein ähnliches Leben führten, so hatten diese keine Verhütungsmittel, und Sex kurz nach der Geburt war für sie kein Tabu. Durch das Stillen waren sie geschützt vor weiteren Schwangerschaften, sie hatten nicht mehr als sechs Kinder während ihres Lebens und natürlich auch weniger Fehlgeburten.

Unter den Adeligen stillten nur einige wenige außergewöhnliche Frauen ihre Kinder selbst. Im Frankreich des 13. Jahrhunderts stillte Blanche von Kastilien ihren Sohn, den späteren König Louis IX. mit einer solchen Hingabe, dass sie, als eine Hofdame den kleinen Louis stillte, weil er weinte (eine gängige Praxis; die Frauen sahen es als eine Ehre an, einen Prinzen zu stillen), ihren Sohn dazu brachte, die Milch wieder zu erbrechen. Dies war so bemerkenswert, dass es dokumentiert wurde.

Die Sklaverei

Wenn Sie den Steve-McQueen-Film »Twelve Years a Slave« gesehen haben, dann haben Sie eine bildliche Vorstellung von einigen der schlimmsten Grausamkeiten, zu denen Menschen gegenüber anderen Menschen in der Lage sind.* Die Kontrolle der Frauen in Bezug auf Fortpflanzung war nur eine von vielen Arten des Missbrauchs. Sklaverei hatte es schon seit Jahrhunderten gegeben, aber aufgrund der Ausdehnung der europäischen Kolonien nahm der Sklavenhandel ganz andere Ausmaße an. Der Reichtum, der im 18. und 19. Jahrhundert während der industriellen Revolution in Europa entstand, beruhte auf billi-

* Bei kleinsten, trivialsten Angelegenheiten wurden routinemäßig extreme und sadistische Bestrafungen ausgeübt.

gen Rohstoffen wie Baumwolle und Zucker; diese waren so billig, weil sie durch Sklavenarbeit produziert wurden.

Nach einer Phase, in der man Sklav:innen davon »abhielt«, Kinder zu zeugen und zu gebären, man diese Kinder andernfalls einfach sterben ließ und weitere Sklaven lieber direkt aus Afrika importierte, begannen die Plantagenvorsteher, sich für die sogenannte Sklavenzucht zu interessieren. Im 19. Jahrhundert befand ein gewisser Dr. Williamson mit der professionellen Distanz eines Schweinezüchters, es wäre effizienter, die Sklaven vor Ort zu »züchten«, statt sie jeweils durch aus Afrika herübertransportierte versklavte Menschen zu ersetzen. Seine Begründung lautete: »*Weil man im Laufe der Zeit eine kräftigere Menge von Arbeitskräften hervorgebracht hatte, als es die Afrikaner im Allgemeinen sind.*« Daher wurde nun die Ehe gefördert und man bot den Frauen Anreize, um Kinder zu gebären. Sie wurden von bestimmten Aufgaben befreit und bekamen Zeit für jedes Kind, das über das Säuglingsalter hinaus aufgezogen wurde. Die Säuglinge wurden gestillt, jedoch während der Arbeitszeit der Frauen in Kinderzimmern untergebracht. Den Müttern wurden pro Tag jeweils zwei einstündige Stillzeiten zugebilligt. Wenn die Babys zwischendurch Nahrung brauchten, gab man ihnen die »Panada«, eine Mischung aus Brot, Mehl und Zucker. Nach 16 Monaten wurde den Müttern das Stillen untersagt und sie wurden von ihren Kindern getrennt.

Im Jahr 1811 schrieb Dr. Collins seine »Practical Rules for the Management and Medical Treatment of Negro Slaves in the Sugar Colonies« (Praktische Regeln für die Verwaltung und medizinische Behandlung von Negersklaven in den Zuckerkolonien).[11]

»Negerinnen[sic] lieben es im Allgemeinen, ihre Kinder für eine lange Zeit zu stillen. Wenn man es ihnen gestattet, werden sie die Stillzeit bis zum dritten Jahr ausdehnen … Die Motive dafür sind Gewohnheit, eine gewisse

Vorstellung davon, dass es nötig sei, und der Wunsch, von der Arbeit verschont zu bleiben oder vielleicht eine weitere Schwangerschaft zu vermeiden. Doch aus welchem dieser Motive auch immer sie es tun, Ihre Aufgabe ist es, ihren Plänen entgegenzuwirken und sie zu zwingen, ihre Kinder zu entwöhnen, sobald diese das Alter von 14 oder 16 Monaten erreicht haben ... Wenn Sie dies vernachlässigen, verlieren sie nicht nur einen Teil der mütterlichen Arbeitskraft, sondern Sie verhindern auch, dass die Frauen schon bald wieder schwanger werden.«

Wenn Ihre Schnappatmung angesichts solcher Menschenverachtung sich wieder gelegt hat werden Sie sich vielleicht fragen, wie die empfängnisverhütende Wirkung denn funktionierte, wenn den Babys »panada« gegeben wurde und die Frauen das Füttern während des Tags einschränken mussten. Nun, hier finden Sie dazu einige weitere Fakten.

Das clevere System

Im Durchschnitt haben Frauen, die stillen, 40 Wochen nach der Geburt wieder ihren Eisprung,* und Frauen, die gar nicht stillen, elf Wochen nach der Geburt. Wie bereits erklärt, funktioniert dieses clevere hormonelle System gut, wenn das Baby häufig und auch während der Nacht gestillt wird. Wird es jedoch mit abgepumpter Muttermilch in einer Flasche oder Tasse gefüttert, versagt das System, denn es ist die Stimulation der Brustwarze, die die Hormone steuert. Doch woher weiß eine Frau, ob sie ihren Eisprung hat oder nicht? Stillende Frauen haben keine Regelblutung, was eine befreiende Erfahrung ist,

* Dies gilt für den Fall, dass die Frau weiterhin stillt. Wenn eine Frau damit aufhört, an der Brust zu stillen, ist es wahrscheinlich, dass der Eisprung wieder stattfindet.

die sie vor Anämie – Eisenmangel – schützt und ihnen Geld und Unannehmlichkeiten erspart. Wenn die Babys älter werden und beginnen, feste Nahrung zu sich zu nehmen und weniger an der Brust zu trinken, bekommen einige Frauen wieder ihre Periode – ein Warnzeichen, dass die Fruchtbarkeit zurückkehrt. Eine kleine Anzahl von Frauen kann jedoch schon vor dieser ersten Periode einen Eisprung haben; bei diesen besteht dann das Risiko einer Schwangerschaft.

Die Laktationsamenorrhö-Methode (LAM)*,[12]
Eine Frau kann die LAM (Lactational Amenorrhea Method) als Verhütungsmethode anwenden, wenn:
1. Ihre Regelblutung seit der Entbindung nicht wieder aufgetreten ist.
2. Das Baby Tag und Nacht gestillt wird und die Muttermilch nicht durch andere Nahrung oder Flüssigkeit ersetzt wird.
3. Ihr Baby weniger als sechs Monate alt ist.

Diese Verhütungsmethode hat in den ersten sechs Monaten nach der Geburt eine Wirksamkeit von 98 Prozent und ist damit zuverlässiger als ein Diaphragma oder ein Kondom. Obwohl diese Zuverlässigkeit nach sechs Monaten nachlässt, funktioniert diese Methode über weitere Monate und sogar Jahre.

Manche Frauen hören auf zu stillen, weil sie ein weiteres Kind wollen. In Jamaika schliefen die Sklavinnen im 19. Jahrhundert mit ihren Babys im selben Bett. Die meisten Mütter in der Menschheitsgeschichte haben das so gemacht, weil es keine getrennten Räume gab und die Familie nicht schlafen konnte, wenn das Baby die ganze Nacht lang weinte (was auch heute noch für die meisten Menschen gilt).

* Amenorrhö ist der medizinische Begriff für das Ausbleiben der Regelblutung. Allein das Problem der korrekten Schreibung dieses Worts spiegelt wider, wie schwierig das Leben von Frauen sein kann.

Das fortgesetzte nächtliche Stillen schob den Eisprung hinaus. Der Sklavenhalter Dr. Williamson wusste das, also setzte er dem ein Ende. Noch heute, im 21. Jahrhundert, wird den finanziellen Gewinnen eine höhere Priorität zugesprochen als der seelischen Gesundheit von kleinen Kindern. Die Thematik, welche emotionalen Schäden so bei Babys verursacht werden, würde den Rahmen sprengen und ein weiteres Kapitel erforderlich machen.

Sie könnten sagen: »Was geht mich dieser Unsinn vom ›Stillen als Empfängnisverhütung‹ an? Und warum können Sie diesen Frauen nicht einfach Verhütungsmittel geben?«

Wenn es nur so einfach wäre! Allein die Tatsache, dass Sie Zugang zu diesem Buch haben, macht Sie zu einem privilegierten Menschen. Ich wünsche mir nichts sehnlicher, als dass jede Person Zugang zu wirksamen und sicheren Verhütungsmitteln hat, und dass das Wissen über Safer Sex und über verschiedene Arten, sich zu lieben, allen Menschen zugänglich ist. Vor allem aber liegt mir daran, dass Frauen nur dann Sex haben, wenn sie es auch wollen.

Doch unabhängig davon gibt es gerade jetzt, in diesem Augenblick, 220 Millionen Frauen auf der Welt, die nicht schwanger werden wollen und keinerlei Zugang haben zu Verhütungsmitteln und Familienplanungsangeboten. Weniger als ein Fünftel der Frauen in Afrika südlich der Sahara und knapp ein Drittel der Frauen in Südasien nutzen moderne Verhütungsmittel. Wo können sie diese bekommen? Wo sind die medizinischen Zentren? Wo ist das geschulte Personal? Und wer stellt das Geld zur Verfügung, um diese Leistungen zu bezahlen? Im Jahr 2012 wurden schätzungsweise 80 Millionen Frauen in armen Ländern ungewollt schwanger. Mindestens eine von vier Frauen entschied sich für eine riskante unsichere Abtreibung.

Die Anweisungen von Dr. William Cadogan und seinen Anhängern, die Häufigkeit des Stillens zu begrenzen und das nächtliche Füttern ganz einzustellen, veränderten die grundlegenden Fruchtbarkeitsmuster, die »die Natur so weise angeordnet hatte«. Obwohl Cadogan über die lebensrettende Bedeutung des Stillens begeistert war, hat sein mangelndes Verständnis von der Bedeutung für die Empfängnisverhütung wahrscheinlich zur Explosion einer Fruchtbarkeitszeitbombe beigetragen. Der Schaden von eng aufeinanderfolgenden Schwangerschaften und einem dadurch bedingten zu schnellen Bevölkerungswachstum kann nicht groß genug eingeschätzt werden. Armer alter Cadogan: Er hat so viel Gutes getan und doch so viel Schlechtes – und war sich der Konsequenzen in keinster Weise bewusst.

4

EIN PERFEKTER STURM

»Wir sind sehr gut darin, Dinge zu erfinden, aber sehr schlecht darin, mit den Konsequenzen umzugehen.[*]«

Yuval Noah Harari, israelischer Historiker

Tradition ist nicht immer das Beste

Bitte denken Sie nicht, dass in der Vergangenheit alles immer nur rosig war. Sowohl alte als auch neue Gesellschaften haben in ihren jeweiligen Kulturen unsinnige Praktiken etabliert. Im Umgang mit Babys wurde bereits eine erstaunliche Anzahl von Eingriffen als notwendig betrachtet, wie zum Beispiel der Brauch, Neugeborenen bei der Geburt einen Klaps zu geben, ihnen »symbolische« Nahrungsmittel wie Honig in den Mund zu stecken, ihnen in die Ohren zu stechen, an ihren Genitalien herumzuschnippeln oder sie eng zu wickeln. Das sind nur einige Beispiele zu diesem Thema. Doch trotz dieser Verrücktheiten haben Frauen schon immer gewusst, wie sie ein Baby stillen konnten. Es gehörte als eine alltägliche Normalität schon immer zu ihrem Leben.

Schauen Sie sich an, wie in der heutigen Zeit die Kleinkinder Ihr Smartphone in Beschlag nehmen und sogar eine Verbindung herstellen können, bevor wir sie dazu für fähig halten. Nur wenige Kinder erleben eine Vertrauenskrise, wenn es um moderne Technologie geht. Sie sind mit dieser aufgewachsen und haben erlebt, dass jeder sie nutzt, und haben von Anfang an einen selbstverständlichen Umgang damit erlernt. Wir alle wissen, dass in Gemeinschaften, in denen jeder tanzt, niemand eine Anleitung oder einen speziellen Lehrer braucht, um das Tanzen zu erlernen. Wenn Sie mit dem Anblick von Babys aufwachsen, die sich an der Brust ihrer Mütter ernähren, nehmen Sie das nicht als problematisch wahr. Sie denken nicht einmal darüber nach. Man tut es einfach. Die Forscher:innen in Gambia (siehe Kapitel 2) trafen nur auf eine einzige Frau, die Probleme hatte beim Stillen. Diese hatte im Krankenhaus entbunden – was in ihrem Land die Ausnahme war und nicht die Regel.

Im Laufe des 20. Jahrhunderts nahm das Stillen an der Brust ab. Daraufhin nahmen die Probleme überall dort zu, wo Krankenhausgeburten zur Norm wurden. Das gilt aber auch für Hausgeburten, denn auch hier waren die Praktiken nicht immer ideal. Im ländlichen Ghana, wo die meisten Babys zu Hause geboren wurden, stellte Dr. Karen Edmonds fest, dass bei Säuglingen eine hohe Anzahl von Todesfällen auf die zeitliche Verzögerung des Stillens zurückzuführen war.[13] Sie entdeckte, dass Mütter mehrere Stunden oder sogar Tage abwarteten, bis sie ihr Kind zum ersten Mal stillten. Als die Ärztin ihnen erklärte, wie wichtig es ist, sofort nach der Geburt zu stillen, revolutionierte das die Praxis, und die Säuglingssterblichkeit sank drastisch.

Blicken wir nun zurück ins 19. Jahrhundert, als viele der unbewussten Fähigkeiten und Kenntnisse der Frauen über das Stillen zunichtegemacht wurden, und zwar durch den perfekt kombinierten Sturmangriff vonseiten kommerzieller Interessen und medizinischer Überzeugungen.

Die Erschaffung eines Marktes

Kuhmilch war der gängigste Ersatz für Muttermilch. Nicht, weil sie am geeignetsten wäre, sondern weil sie in großen Mengen vorhanden war. Das ist auch heute noch so. Im 19. Jahrhundert führte eine verbesserte Milchviehhaltung zu einer Überproduktion von Kuhmilch. Ingenieure erfanden Techniken für die Konservierung der Milch. Industrielle Methoden wie Walzentrocknung und Kondensation führten zu einer Produktion von großen Mengen an Milchpulver und Kondensmilch. Und immer dort, wo ein Rohstoff im Überfluss vorhanden ist und ein neues Herstellungsverfahren zur Verfügung steht, fangen die Augen eines Geschäftsmannes an zu leuchten.* Dann muss er einen Markt dafür schaffen. Wie es der berühmte Wirtschaftslehreguru Peter Drucker (1909–2005) einmal ausdrückte: *»Die Märkte werden nicht von Gott geschaffen … es ist das unternehmerische Handeln, das den Kunden schafft.«*[14]

Milchkühe wurden so gezüchtet, dass sie weit mehr Milch produzieren, als irgendein Kalb benötigt; tatsächlich würde es ein Kalb in der heutigen Zeit umbringen, wenn es den gesamten Tagesvorrat seiner Mutter zu sich nehmen würde. Die Milch von Gorillas wäre vielleicht besser geeignet als Ersatz für Muttermilch bei Menschen, aber es ist unmöglich, diese zu gewinnen. Selbst angesichts der neuesten wissenschaftlichen Techniken sind die derzeitigen Ersatzstoffe für Muttermilch immer noch eine denkbar schlechte Kopie des Originals.

Kuhmilch ist immer noch billig, und es gibt sie in Hülle und Fülle. In den meisten Industrieländern, so auch in den USA und

---

* Ja, ich weiß, es gibt auch Geschäftsfrauen, aber in jenen Tagen waren es alles Männer.

Europa, wird ihre Produktion schon seit Jahrzehnten staatlich subventioniert. Die riesigen Gewinne der Kunstmilchkonzerne beruhen zum Großteil auf der Unterstützung durch die Steuerzahler:innen. Wir zahlen zweimal dafür, um diese Konzerne reich zu machen. Unter den wohlhabenden Nationen haben bis zum heutigen Tag lediglich Neuseeland und Australien die direkten Subventionen für die Produktion von Ersatzmilch aus Kuhmilch gestoppt. In den USA ist die Milchindustrie bis heute ein so großzügiger Spender von politischen Wahlkampfgeldern, dass trotz Einführung der politischen Richtlinien der freien Marktwirtschaft auf der ganzen Welt es bisher noch keine US-Regierung gewagt hat, diese Subventionen zu beenden.

Die richtige Marketing-Botschaft

1867 brachte der Getreide- und Düngemittelhändler Henri Nestlé seine Farine Lactée, eine Mischung aus Weizenmehl und Kondensmilch, mit einem fulminanten Werbegag auf den Markt. Er verkündete, dass sein Produkt das Leben von »Le petit Wanner« gerettet habe, einem Frühgeborenen, das »die Milch seiner Mutter und auch jede andere Nahrung abgelehnt hatte«. Als er 15 Tage alt war, bekam der kleine Wanner der Legende nach Krämpfe, und die Hoffnung auf sein Leben schwand dahin. Dann rettete ihn Henri Nestlé mit seiner Farine Lactée. Mit sieben Monaten war der kleine Wanner, der ausschließlich mit Nestlés Farine gefüttert wurde, noch nie krank gewesen und konnte allein in seiner Wiege sitzen.

Innerhalb von fünf Jahren verkaufte Nestlé jährlich eine halbe Million Farine Lactée-Packungen in Europa, den USA, Lateinamerika, Australien und Niederländisch-Ostindien. Darin liegt eine starke Botschaft für die Gesundheit der Unternehmen: »Ganz egal wie unzureichend der Nährwert deines Produkts ist, perfektioniere deine PR und der Laden läuft. Sei der Erste auf dem Markt, und ein Jahrhundert später bist du Marktführer.«

Ich habe mich immer wieder gefragt, warum der »kleine Wanner« nicht durch eine Amme gestillt wurde,* eine übliche Praxis in jenen Tagen. Vielleicht hatte er ja die falsche Religion. Und was die ausschließliche Fütterung mit einer Mischung aus Weizenmehl und Kondensmilch in den ersten sieben Monaten angeht, so würde man heute seine Eltern wegen Kindeswohlgefährdung melden. Dieser Umstand weist lediglich darauf hin, wie widerstandsfähig manche Babys sind. Vielleicht muss man aber auch die Behauptung von Henri Nestlé mit Vorsicht genießen – wie die aller Werbeversprechen.

Nestlé war schon bald Marktführer und bestimmte die Werbetrends der Branche. Während des gesamten 19. Jahrhunderts wurde ein großes Spektrum an Milch und Nahrungsmitteln für Säuglinge sowie Flaschen und Sauger sehr breit beworben. Die Ärzte hatten keine Ahnung, wie sie Frauen mit Stillschwierigkeiten helfen konnten. In Frankreich befürwortete der wohlmeinende Dr. Pierre Budin (1846–1907) zwar nachdrücklich das Stillen, erklärte aber das »Stillversagen« für unheilbar. Er hegte auch den inzwischen weitverbreiteten Schauermythos einer »Überfütterung« der Babys. Auch richtete er »Milchdepots« ein, um unbelastete Kuhmilch zu einem scheinbar geringen Preis denjenigen Müttern anzubieten, die man als unfähig zum Stillen beurteilt hatte.

Diese Idee verbreitete sich in Holland, Großbritannien, Nordamerika, Australien und Neuseeland. Einige behaupteten, dass diese Milch-Banken Leben retteten. Im Jahr 1917 befand jedoch das British Medical Journal, dass sich in der Säuglingssterblichkeit kein Unterschied zwischen Städten mit und denen ohne Milchdepots abzeichne. Die Mehrheit der Bevölkerung hatte weder Kühlschränke noch Sanitäranlagen im Haus, und nicht einmal sterilisierte Milch konnte man sauber und sicher

---

* Oder mit der abgepumpten Milch einer Amme gefüttert wurde.

aufbewahren.* Sowohl in Europa als auch in den USA starben mit Kunstnahrung ernährte Säuglinge in großer Zahl. Was die Milchdepots jedoch ermöglichten, war eine Verbindung zwischen der Überwachung von Müttern und Babys durch medizinisches Fachpersonal und der Verteilung von Ersatzprodukten für das Stillen.

Milch und Mord

Frühe Versuche, die Werbung für Säuglingsnahrung einzuschränken, gab es zunächst in Großbritannien und dann in den USA. In Großbritannien wurde Dr. Coutts »Report on the Unsuitability of Sweetened Condensed Milk« (SCM)[15] (Bericht über die Untauglichkeit von gesüßter Kondensmilch als Säuglingsnahrung) im Jahr 1911 im Parlament diskutiert. Gesüßte Kondensmilch wurde abgelehnt und man forderte, dies auf der Packung deutlich zu kennzeichnen. In einem Spiel, das zu einem Langzeitspiel werden sollte, nutzten die Unternehmen jedoch Schlupflöcher, um die Gesetze zu umgehen. Die Verordnung verlangte, dass SCM-Etiketten den Hinweis »nicht für Säuglinge geeignet« enthalten. Dies wurde dann zum Beispiel auf dem Etikett in winziger Schrift gedruckt und daneben stand in großen Lettern: »FÜR KLEINKINDER UND INVALIDEN«. Die Hersteller brüsteten sich mit der »Reinheit« und »Sterilität« ihrer Produkte, doch die meisten von denen, die in Dr. Coutts Bericht getestet wurden, enthielten Krankheitserreger.

Während die Gefahren von gesüßter Kondensmilch und anderen künstlichen Milchprodukten im »Mutterland«, also in Großbritannien, bekämpft wurden, ging deren Vermarktung

---

* Im Gegensatz dazu kann Muttermilch bei Raumtemperatur sechs Stunden lang, im Kühlschrank bei 0 bis 4 °C acht Tage lang und im Gefrierfach bei minus 18 °C oder niedriger für sechs Monate aufbewahrt werden. (Quelle: Breastfeeding Network)

in den Kolonien unterdessen munter weiter. In Malaysia* bewarben Zeitungen ab den 1880er Jahren Milch für Säuglinge. In den 1920er Jahren wurden 18 Marken in dreißig bis vierzig Anzeigen pro Monat beworben, zusammen mit Werbung für Flaschen und Sauger. Während britische Kolonialkrankenschwestern das Stillen nach Bedarf verunglimpften und den einheimischen Müttern Uhren, Flaschen und strenge Zeitpläne aufzwangen, warb Nestlé bei Ärzten und Ärztinnen für gesüßte Kondensmilch und bezeichnete diese als »*... eine ausgezeichnete Nahrung für empfindliche Säuglinge*«.**

Diese zynische Werbung veranlasste die berühmte Kinderärztin Dr. Cicely Williams dazu, ihre Rede, die sie 1939 im Rotary Club in Singapur hielt, mit »Milch und Mord« zu betiteln. Darin sagte sie: »*... wenn Ihr Leben so bitter wäre wie meines, wenn Sie Tag für Tag dieses Massaker an Unschuldigen sehen müssten, das durch ungeeignete Ernährung verursacht wird, dann, glaube ich, wären Sie ebenfalls der Meinung, dass eine fehlgeleitete Propaganda zur Säuglingsernährung als die erbärmlichste Form von Volksverhetzung bestraft werden sollte und dass diese Todesfälle als Mord bezeichnet werden sollten.*«[16] Der Vorsitzende des Clubs war der Präsident von Nestlé.

Das International Baby Food Action Network (IBFAN) betrachtet Dr. Cicely Williams (1893–1992) als Begründerin der Kampagne gegen die unethische Vermarktung von Säuglingsnahrungsprodukten.

Während des Zweiten Weltkriegs war Cicely Williams in einem japanischen Internierungslager in Singapur inhaftiert. Neben vielen anderen Dingen lehrte sie mich, dass Mütter unter den schlimmsten Bedingungen stillen können. So beschrieb sie mir, dass von den mit ihr inhaftierten britischen Frauen »*zwan-*

---

* Von den britischen Kolonialverwaltern als British Malaya bezeichnet.

** Wie ein Nestlé-Terminkalender für Ärzte 1936 behauptete.

zig Babys geboren wurden, zwanzig Babys gestillt wurden und zwanzig Babys gesund aufwuchsen«.

Nun zu dem Aspekt des perfekten Sturms, der vielleicht die meiste Zerstörung verursacht hat.

Eine sehr glückliche Ehe

Sie haben vielleicht schon bemerkt, dass ich versuche, das Wort »infant formula« [engl. gebräuchlicher Begriff für Babymilchpulver] zu vermeiden. Das hat den Grund, dass es sich dabei um einen Marketingbegriff handelt, der von US-amerikanischen Ärzten an der Wende vom 19. zum 20. Jahrhundert geprägt wurde.* Die Ärzte redeten den Müttern ein, dass künstlich zubereitete Ernährung »wissenschaftlich« sei, indem sie mit individuellen Rezepten für einzelne Babys herumexperimentierten und die Mütter mittels finanzieller Anreize überzeugten, jede Woche wiederzukommen, um kleinere Anpassungen an einem Gebräu vorzunehmen, das in einem Hinterzimmer zubereitet wurde. Um diesem Service eine gewisse Mystik hinzuzufügen, präsentierten die Ärzte ihre Rezepte in Gestalt von algebraischen Formeln, um die Mütter zu beeindrucken. Ein Kuchen ist eine Mischung von Zutaten, und wenn man diese in algebraischen Formeln darstellte, könnte man einen Kuchen daher als »Formel« bezeichnen:

$$M = \frac{Qb - bC}{b} \qquad C = \frac{L(b^1F - a^1P)}{ab^1 - a^1b} \qquad C = (2F + S + P) \times 1\frac{1}{4}\,Q$$

Abb. 1: Ein Beispiel aus dem frühen 20. Jahrhundert für eine Formel, die zur Berechnung der künstlichen Ernährung eines Babys diente. [7]

* Im Jahr 1911 wurden 58 % der US-Babys im Alter von 12 Monaten noch gestillt. Danach gab es einen stetigen Rückgang der Stillhäufigkeit und -dauer bis in die 1970er Jahre.

Die Tatsache, dass ein pseudowissenschaftlicher Begriff zur Beschreibung einer Grundmischung aus Kuhmilch, Zucker und Wasser nun in offiziellen behördlichen Dokumenten verwendet wird, zeigt, wie einflussreich ein Marketingbegriff sein kann.

Während die US-amerikanischen Ärzte auf einer maßgeschneiderten Zubereitung der Milch für ihre wohlhabenden Patientinnen bestanden, kauften die ärmeren Mütter kommerziell produzierte Milchpulver, die weithin als sicher und überlegen beworben wurden. Die Ärzte protestierten dagegen, weil sie Einbußen in Bezug auf Einkommen und Prestige hatten. So schrieb im Jahr 1893 der einflussreiche Dr. Thomas Morgan Rotch:

> *»Bei der Festlegung von Regeln für die Ersatznahrung sollte die eigentliche Autorität von der Ärzteschaft ausgehen und nicht von Kapitalisten ohne medizinische Ausbildung.«*

Doch die Mütter kauften die Produkte auch weiterhin. Werbung funktioniert.

Die Hersteller erkannten bald, dass dieser Konflikt ihren Interessen nicht zuträglich war. Sie begannen, die Ärzte zu umwerben, die genug davon hatten, in ihren Praxen mit Milch und Zucker herumzuhantieren. Ein Arzt ging mit dem Säuglingsnahrungshersteller Mead Johnson einen Handel ein. Er stellte sein Lieblingsrezept zusammen und testete es 1911 im New York Post-Graduate Hospital an Babys. Zu der Zeit gab es noch keine intervenierenden Ethikkommissionen. Die Hersteller und die Ärzte kamen sich näher. In der Boulevardpresse erschienen nun Anzeigen, die die Verbraucherin zum Arzt leiteten; Anzeigen in den medizinischen Fachzeitschriften wiederum lobten die einfache Zubereitung, die »die Begeisterung der Eltern weckt und das Ansehen des Arztes erhöht«. Dass arme Mütter sich weder das Produkt noch ein Arzthonorar leisten konnten, schien weder den Herstellern noch den Ärzten etwas auszumachen.

Doch einige Ärzte, vor allem jene, die mit den häufigen Krankheiten und Todesfällen von mit Muttermilchersatz ernährten Babys konfrontiert waren, waren besorgt über die negativen Auswirkungen der weitverbreiteten Werbung auf das Stillen. Im Jahr 1924 setzte die American Medical Association daher ein Untersuchungskomitee ein. Die Ergebnisse ließen die Freundschaft zwischen den Firmen und der Ärzteschaft quasi zu einer Liebesbeziehung werden, die zu einer glücklichen Ehe erblühte, die bis heute andauert. Die ehrlichste Aussage über diese Zeit stammt von Mead Johnson:

> *»Wenn Mütter in Amerika ihre Babys auf der Basis von Ratschlägen von Laien füttern, dann entgleitet Ihnen, Herr Doktor, die Kontrolle über Ihre pädiatrischen Fälle. Unser Interesse an dieser wichtigen Phase der Medizinwirtschaft entspringt nicht etwa irgendwelchen altruistischen Motiven, der Menschenfreundlichkeit oder des Paternalismus, sondern eher einem Geist des aufgeklärten Eigeninteresses und der Zusammenarbeit, denn [unsere] Materialien zur Säuglingsernährung werden nur in Ihre Richtung beworben, niemals für die Öffentlichkeit.«*[18]

5

EINE WELT, DIE SICH VERÄNDERT

»Es gibt keine schönere Investition für eine Gemeinschaft, als Milch in Säuglinge zu bekommen.«

Winston Churchill (1874–1965)
britischer Premierminister

Praktiken im Krankenhaus

Mit dem Ende des Zweiten Weltkriegs (1945) wurde in der industrialisierten Welt Muttermilchersatz zur Regel. Wohlhabende Frauen, die früher Ammen angestellt hatten, konnten nun ein modernes, »wissenschaftliches« Produkt kaufen. Viele von ihnen sahen diese künstlich hergestellten Produkte als der Muttermilch überlegen an. Viele Ärzt:innen und Hebammen bemerkten jedoch, dass die Erkrankungsraten bei den gestillten Babys geringer waren als die der Babys mit künstlicher Ernährung. Allerdings wurde Stillversagen mittlerweile als eine übliche Schwäche des weiblichen Körpers akzeptiert oder sogar als ein Mangel an weiblicher Willenskraft interpretiert. Man verbreitete den Irrglauben, dass viele Frauen nicht genug Milch produzieren konnten und dass zum Stillen hinzu daher oft ergänzende Nahrung erforderlich wäre.

Die mit den besten Absichten eingeführten Praktiken in den Krankenhäusern sabotierten das einfache Stillen und verwandelten damit eine freudvolle Verbindung zwischen Mutter und Kind in einen Albtraum. Man trennte die Babys gleich nach der Geburt von ihren Müttern und quartierte sie in Säuglingszimmern ein. Dort gab man ihnen Zuckerwasser* oder künstliche Milch. Vor der Erfindung von Fertigmilch in Einzelflaschen verfügten die meisten Entbindungsstationen über eine »Milchküche«, in der Krankenschwestern und Hebammen Stunden damit zubrachten, die künstliche Nahrung zuzubereiten, während die Babys im Säuglingszimmer schrien und ihre Mütter ratlos in ihren Betten lagen.

Das medizinische Personal brachte den Müttern die Babys dann zu den festgelegten »Fütterungszeiten«. Man wies die Mütter an, ihre Brustwarzen vor und nach jedem Stillen zu waschen. Auch sagte man ihnen, dass sie den Milcheinschuss abwarten sollten, ganz so, als gäbe es keinen Zusammenhang zwischen dem Baby und diesem Prozess. Man war auch der Auffassung, dass wunde Brustwarzen das Ergebnis von zu viel Saugen wären und nicht ein Ergebnis falschen Anlegens. Gleichzeitig mit den Babys wurden Fläschchen mit künstlicher Milch zu den Müttern gebracht. Diese standen mahnend auf dem Nachttisch, um als »Nachschlag« verfüttert zu werden, nachdem eine Mutter ihrem Baby eine kurze und zeitlich streng limitierte Fütterung an jeder Brust gegeben hatte. Vor und nach dem Stillen wurden die Säuglinge zur Prüfung gewogen. Stellte

* Glukose und Dextrose unterscheiden sich in ihrer Wirkung auf die Ernährung eines Babys nicht von normalem Zucker (Saccharose).

man fest, dass sie nicht genug Muttermilch aufgenommen hatten, gab man den Müttern die Schuld: »Deine Brustwarzen sind zu flach; du bist nicht entspannt genug; du musst durchhalten.« Die Liste der weiblichen Unzulänglichkeiten war praktisch endlos. »Warum haben sie denn nicht an die Rolle des Babys dabei gedacht?«, höre ich Sie aufschreien. Doch davon wussten sie nichts, und es ist ihnen auch nicht eingefallen.

Bis in das Jahr 2006 basierten die Wachstumskurven der WHO für Kinder auf den anhand von amerikanischen Babys erhobenen Daten. Diese wurden meistens künstlich ernährt und wurden sehr schnell sehr groß.

> *»Mütter wurden 40 Jahre lang falsch beraten.«*
> Titelzeile der »The Sunday Times« vom 23. 4. 2006.

Müttern auf der ganzen Welt wurde gesagt, sie hätten nicht genug Muttermilch für das Wachstum ihrer Babys. Dann verglich die WHO das Wachstum von 8.000 gestillten Kindern in sechs verschiedenen Ländern, und zwar über 15 Jahre und unter Anwendung der besten wissenschaftlichen Methoden. Man stellte fest, dass es keinen Grund dafür gab, dass Babys so schnell wachsen oder so schwer werden sollten, wie es bei den US-Babys der Fall war. Die gestillten Babys, die nun als Referenz herangezogen wurden, waren länger und schlanker. Sie hatten andere Stoffwechselraten und andere Schlafmuster; sie regulierten auch ihre Nahrungsaufnahme selbst. Die WHO musste neue Wachstumskurven erstellen, und die Zusammensetzung der künstlichen Milchprodukte musste überarbeitet werden, damit sie weniger Schaden anrichteten. In der heutigen Zeit ist Übergewicht eine globale Pandemie, die langfristige Gesundheitsprobleme wie Diabetes und Herzkrankheiten verursacht, und sie nimmt ihren Anfang bereits im Säuglingsalter. Stillen schützt vor Fettleibigkeit.

Mit strengen Zeitplänen und ohne die Möglichkeit zum Hautkontakt hatten die Mütter nur eine geringe Chance, mit ihren Babys eine engere Bindung aufzubauen, die zwischen den Fütterungszeiten schnell wieder auf die Säuglingsstationen gebracht wurden. Auch erkannten viele medizinische Fachkräfte die Anzeichen nicht, wann ein Baby Hunger hatte.* Sie konnten auch einer Mutter nicht helfen, ihr Baby bequem zu halten oder es beim richtigen Andocken zu unterstützen.

Bereits 1903 hatte der führende US-Arzt Dr. Koplik geschrieben: »*Der Daumen kann benutzt werden, um Druck auf die Brust auszuüben und so den Milchfluss zu fördern. Auf diese Weise wird der Säugling daran gehindert, die Brustwarze zu weit in den Mund zu ziehen.*« Der gute, fürsorgliche Dr. Koplik, der armen New Yorkerinnen kostenlos sterilisierte Kuhmilch zur Verfügung stellte, hatte eine völlig falsche Vorstellung vom Stillen. Der Milchfluss wird nicht »durch Druck unterstützt«, sondern er wird durch das »Kuschelhormon«** Oxytocin ausgelöst, das die Milch einschießen lässt, und zwar als Reaktion auf das Saugen des Babys. Das richtige Anlegen an der Brust (welches tatsächlich die Basis für ein gelingendes Stillen ist) beinhaltet, dass das Baby die Brustwarze weit in seinen Mund hineinzieht. Überfütterung, wunde Brustwarzen, Brustabszesse, Mastitis und unzureichende Milchmengen waren an der Tagesordnung, da die Frauen – die bedauernswert schlecht informiert waren – das taten, was ihnen gesagt wurde. Kein Wunder, dass Mütter ihren Töchtern rieten, sich nicht mit dieser schrecklichen Erfahrung herumzuplagen.

---

* Den Kopf drehen, die Zunge herausstrecken, die Faust in den Mund stecken: Wenn diese Signale ignoriert werden und Babys vor Hunger schreien müssen, um gefüttert zu werden, kommt es häufiger zu Fütterungsproblemen.

** Der Arzt und Geburtshelfer Michel Odent nennt Oxytocin »das Hormon der Liebe«.

Die unwissentliche Unterdrückung

In den 1950er Jahren war es in den US-amerikanischen Entbindungsstationen normal geworden, nach der Geburt routinemäßig Mittel zur Unterdrückung des Milcheinschusses zu verabreichen, und diese Praxis verbreitete sich auch in Europa. Die Mehrheit der nordamerikanischen Babys wurde mit der Flasche ernährt, entweder mit kommerzieller Säuglingsnahrung oder mit selbstgemachten Verdünnungen von frischer, eingedampfter oder kondensierter Kuhmilch. In den 1970er Jahren wurde in weiten Teilen Europas das Stillen vernachlässigt und allmählich aufgegeben, als künstliche Milch weithin verfügbar wurde und meist billig oder sogar kostenlos von den Regierungen zur Verfügung gestellt wurde. In den meisten anderen Teilen der Welt war das Stillen in dieser Zeit zwar immer noch die Norm, wurde aber rapide untergraben.

In den Jahren nach dem Zweiten Weltkrieg verteilten UNICEF und andere Organisationen weltweit Ersatzmilch für Kinder. Obwohl dies in guter Absicht geschah, hatte die Verteilung von künstlicher Milch für Kinder eine verheerende Wirkung auf das Stillen. Unwissentlich verknüpfte man so die Gesundheit von Kindern mit Kuhmilch. Westliche Ernährungsideale und milchzentrierte Ernährungsweisen wurden den Gesellschaften ohne Rücksicht auf Verluste aufgezwungen. Viele Menschen verstanden Milchprodukte als Stillersatz, und die Tatsache, dass sie von hochrangigen Stellen vertrieben wurden, verlieh ihnen den Anschein von Unverzichtbarkeit. Diese Substitution ging mit Gesundheitsbotschaften einher, die davon abrieten, nach dem Ablauf eines Jahres weiter zu stillen.

In Großbritannien hatte das gut organisierte öffentliche Gesundheits- und Lebensmittelverteilungssystem des Zweiten Weltkriegs* die staatlich subventionierte National Dried Milk (nationale Trockenmilch) als Muttermilchersatz für jene Frauen eingeführt, von denen man dachte, dass sie nicht stillfähig wären. Als der britische Premierminister Winston Churchill erklärte, dass es keine schönere Investition gäbe, als Babys mit Milch zu versorgen, suggerierte er damit taktvoll eine Ebenbürtigkeit zwischen Stillen und Kunstmilch. Damit vertrat er die damals gängige Auffassung. Der Handel war nicht die einzige Ursache für das Problem.

Warum sind sie nicht alle gestorben?

In den Industrieländern verbesserte sich die Gesundheit; gleichzeitig sank die Sterblichkeitsrate bei Kindern, und zwar trotz der steigenden Verwendung von künstlicher Säuglingsnahrung. Die öffentlichen Gesundheitsmaßnahmen des 20. Jahrhunderts, wie sauberes Leitungswasser und eine Toilette in jedem Haus, öffentliche Abwassersysteme sowie mehr und besserer Wohnraum veränderten das Leben der Menschen. Der derart verbesserte Lebensstandard wirkte sich deutlich auf die Gesundheit aus; deshalb sanken beispielsweise die Tuberkuloseraten, lange bevor wirksame Tuberkulose-Medikamente allgemein verfügbar waren. Diese Verbesserungen bewirkten im Zusammenspiel mit der ausreichenden Nahrungsmittelversorgung und dem Zugang zu medizinischer Versorgung praktisch eine Revolution in Bezug auf das Überleben von Kindern.

Impfungen führten dazu, dass bis dahin unvermeidliche Todesfälle durch Masern, Diphtherie, Polio und andere Infektionen stark zurückgingen. Bildung und Alphabetisierung ermög-

* Großbritannien gewann den US-Lasker-Preis für seine herausragenden Leistungen im Bereich der öffentlichen Gesundheitsversorgung im und nach dem Zweiten Weltkrieg. Nie zuvor hatten sich die Gesundheitsindikatoren eines Landes so schnell und so erfolgreich verbessert.

lichten es den Familien, Anleitungen zu lesen und Utensilien zur Fütterung von Säuglingen zu sterilisieren. Health Visitors [entspricht den deutschen Familienhebammen, Anm. d. Red.], Hebammen und Krankenschwestern des öffentlichen Gesundheitswesens erkannten schon früh Anzeichen von Krankheiten und konnten beurteilen, wann ein Arzt hinzugezogen werden sollte. Der 1948 neu gegründete National Health Service des Vereinigten Königreichs beinhaltete, dass Familien sich keine Sorgen um Behandlungskosten machen mussten. Die meisten Industrieländer führten in dieser Zeit eine kostenlose oder erschwingliche Gesundheitsversorgung für Mütter und Babys ein. Das so verbesserte Umfeld senkte die Gesundheitsrisiken erheblich, verdeckte jedoch gleichzeitig die Auswirkungen des Nicht-Stillens.

Der Verkauf an die Baracken

In der zweiten Hälfte des 20. Jahrhunderts kam es zu enormen politischen, sozialen und wirtschaftlichen Veränderungen. Als sich nach dem Zweiten Weltkrieg der Staub wieder legte, blickte die Wirtschaft voller Hoffnung in die Zukunft. Die kolonialisierten Länder Afrikas und Asiens forderten ihre politische Unabhängigkeit und konnten sie nach Kämpfen und blutigen Auseinandersetzungen durchsetzen. Bei den Geschäftsleuten herrschte großer Optimismus, denn die großen Unternehmen versprachen sich von diesen aufstrebenden Märkten hohe Gewinne. Nestlé hatte bereits den Fuß in der Tür. Schon seit dem späten 19. Jahrhundert vermarktete das Unternehmen seine künstlichen Milchprodukte weltweit, und nun verwandelten neue Techniken die Kunst der Werbung in eine Wissenschaft.

Radiogeräte hatten sich inzwischen über die ganze Welt verbreitet, sodass die Werbung nun auch Analphabet:innen erreichen konnte, darunter die Mehrheit der Frauen in Afrika. In Sierra Leone wurden 1974 innerhalb eines Monats ganze

135 Werbespots für Nestlés Produkt Lactogen in der Landessprache gesendet. In einem anderen Monat wurden 45 Spots für Kuhmilch von Cow & Gate und 66 für Similac von Abbott-Ross ausgestrahlt. Nestlé verkündete auf Kreolisch: *»Lactogen ist jetzt eine bessere Nahrung, weil es mehr Eiweiß und Eisen enthält, all die wichtigen Dinge, die ein Kind stark und gesund machen. Lactogen Full Protein hat jetzt mehr Sahnegeschmack und Nestlé garantiert … Lactogen und Liebe.«* Ironischerweise sind jedoch mehr Protein und Eisen gefährlich für die Gesundheit eines Säuglings.

Untersuchungen des Unternehmens ergaben, dass *»in ausführlichen Interviews die positive Einstellung der Mütter zur Flaschenernährung sehr deutlich zum Vorschein kam.«*[19]

Die Mütter waren davon überzeugt, dass die künstliche Milch eine Medizin wäre, zumal sie in Krankenhäusern und Entbindungsstationen angepriesen wurde. Die meisten sahen darin ein gutes Mittel, um die Gesundheit des Babys zu fördern. In keiner einzigen dieser Werbemaßnahmen wurden die Risiken erwähnt, obwohl sie schnell offensichtlich waren.

Den Mitarbeiter:innen der Milchfirmen war sehr wohl bewusst, dass es in den Dörfern auf dem Land sowie in den Barackensiedlungen und den wachsenden Slums der Städte an sauberem fließendem Wasser, sanitären Einrichtungen und Alphabetisierung der Bewohner:innen fehlte. Alle diese Unternehmen verhielten sich unethisch, doch der Marktführer Nestlé gab die Richtung vor:

> *»Das Aufkommen des Fernsehens als universelles Kommunikationsmittel, das sowohl die Hütte als auch die Villa erreicht, erlaubt eine zunehmende Standardisierung von Werbung und verkaufsfördernden Maßnahmen.*
>
> *Nestlé nutzt das Medium intensiv, wo immer es möglich ist. Wo es noch nicht zur Verfügung steht, greift das Unternehmen auf Zeitungen, farbige Magazine, Plakat-*

wände und Außenwerbung zurück. In den weniger entwickelten Ländern dürften Krankenhäuser der beste Ansatzpunkt sein, um Säuglingsnahrung zu bewerben. Die Kliniken sind vom Unternehmen finanziert und in ihnen bieten Krankenschwestern und Ärzte, die hier angestellt sind, Beratung zur Säuglingspflege an … Eine wirksame Verbreitung kann ungewöhnliche, einfallsreiche Techniken erforderlich machen.«[20]

Ein einfallsreiches Mittel der Propaganda war der Einsatz von »Milchschwestern« – Verkäuferinnen in Krankenschwesteruniformen, die ihrem Verkaufsgespräch einen medizinischen Anstrich verliehen. In den Worten von Dr. Cicely Williams war es so, als ob sie *»eine gut stillende Brust aus dem Mund des Babys herausnehmen und dem Baby künstliche Milch in den Mund schütten würden.«*[21]

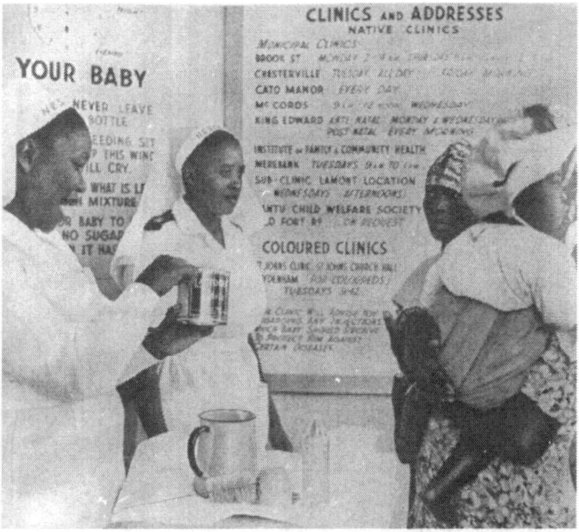

Abb. 2: Nestlé-Milchschwestern in Südafrika in den 1950er Jahren (Foto Schweizerisches Sozialarchiv)

Kommerziell bedingte Mangelernährung

Bereits in den 1950er und 60er Jahren waren Ärzte und Ärztinnen, die in Afrika und Asien tätig waren, alarmiert über die zunehmende Zahl kleiner Babys, die mit schwerem Durchfall und Symptomen von Unterernährung in die Kliniken gebracht wurden. Traditionell stillten die Mütter jedes Kind über zwei oder drei Jahre lang. Im ersten Jahr konnte ein Baby allein durch Muttermilch gedeihen. Als aber allmählich unzureichende oder verunreinigte Nahrung an die Stelle des Stillens trat, setzte ein Kreislauf aus Infektionen und Unterernährung ein, der zu vielen Todesfällen führte. Die Ärzte und Ärztinnen hatten bisher bei so jungen Säuglingen Unterernährung nur selten gesehen; jetzt kamen diese häufig vor. Sie entdeckten, dass die Mütter künstliche Milch mit der Flasche fütterten, und nannten diesen Zustand eine »kommerziell bedingte Mangelernährung« oder die »Flaschenkindkrankheit«.

6

PROTEST, AKTIONEN UND POLITIK

»Wer ist dafür verantwortlich, die Werbung, das Marketing und die verkaufsfördernden Aktivitäten zu kontrollieren, die einen ganzen Markt schaffen können, obwohl sie der öffentlichen Gesundheit schaden?«

Edward Kennedy (1932–2009),
amerikanischer Senator

Eine Mutter und ihre Tochter

Im Jahr 1970 lebte Wangari am Stadtrand von Nairobi in einem Zwei-Zimmer-Haus aus Holz und Schilfrohr mit einem Wellblechdach aus Zink. Im Inneren herrschten oft über 40 °C, aber Wangari war daran gewöhnt. Ihr vierjähriger Sohn gedieh prächtig, und sie war hocherfreut, als sie eine gesunde Tochter zur Welt brachte, die aus Angst vor Unglück zu diesem Zeitpunkt noch keinen Namen erhielt. Wangari war froh, als die Milchschwestern in die Stadt kamen und ihr erklärten, dass sie genau die gleiche Milch kaufen konnte, mit der die reichen weißen Frauen ihre Babys fütterten. Natürlich stillte sie zu der Zeit; sie hatte nie etwas anderes in Erwägung gezogen und kannte auch niemanden, der das nicht getan hätte. Aber Babys konnten krank werden, und diese spezielle Milch, für die täglich im Radio geworben wurde, würde zusätzlichen Schutz bieten. Die freundlichen Krankenschwestern zeigten ihr, wie man das Milchpulver mit Wasser mischte, und gaben ihr sogar eine kostenlose Dose mit nach Hause. Ihr Mann sagte zwar, sie solle diesen Dingen des weißen Mannes nicht trauen, aber sie wies seine altmodischen Ideen zurück.

Sie lieh sich das Geld von ihrer Schwester und kaufte in einem Geschäft eine Flasche und einen Sauger. Wie alle ihre Nachbar:innen holte Wangari ihr Wasser aus einem Teich, der eine halbe Meile entfernt lag, und trug die 20-Liter-Metallkanne auf dem Kopf nach Hause. In den Wochen nach der Geburt hatten das die Nachbar:innen für sie übernommen. Aber jetzt, wo ihre Tochter drei Monate alt war und gut gedieh, war Wangari wieder gut bei Kräften. Sie konnte zwar das Etikett nicht lesen, aber sie erinnerte sich bestens daran, wie die Krankenschwester die künstliche Milch zusammengerührt hatte. Sie fütterte dann ihre Tochter mit der Flasche und war stolz darauf.

Einige Tage später hatte ihr Baby Fieber und Durchfall. Vielleicht könnte ja mehr von der Spezialmilch helfen? An diesem Abend fütterte sie ihrer Tochter die Hälfte einer vollen Flasche Milch und bewahrte den Rest über Nacht auf, sorgfältig mit einem Tuch abgedeckt als Schutz vor Insekten. Wangari stillte auch weiterhin zusätzlich. Doch als der Durchfall anhielt, wurde ihr Baby schwächer und unruhiger, und es schien weniger Kraft zum Saugen zu haben. Bald ging das Milchpulver zur Neige, also fügte sie der Mischung etwas mehr Wasser hinzu. In den nächsten Tagen, als sie ihre unglückliche, weinende Tochter stillte, spürte sie, dass es dabei nicht zu dem bisher üblichen reichlichen Milchfluss kam. Ihr erster Gedanke war, dass jemand sie mit einem Fluch belegt hatte. Ihr zweiter Gedanke war, dass sie mehr Milchpulver kaufen musste, aber sie hatte nicht genug Geld. Was also sollte sie tun?

Wangaris Baby hatte nun dunkle Schatten um die Augen, es war sichtlich dünner geworden und ihre Haut war schlaff. Wangari ließ ihren Sohn bei einer Nachbarin, band sich ihre Tochter auf den Rücken und ging zum Haus ihrer Schwester. Auf deren Anraten liefen sie die drei Meilen in der heißen Sonne bis zum nächsten Krankenhaus. Während der Fahrt versuchte sie, zu stillen, aber ihre Tochter war zu schwach, um zu saugen. Als sie in der Klinik ankamen, mussten sie in der Warteschlange anstehen. Schließlich hängten die Ärzte ihr Baby an einen intravenösen Tropf, um die Dehydrierung zu behandeln. Diese war durch die Magen-Darm-Infektion verursacht worden, deren Krankheitskeime das Baby mit der künstlichen Milchzufuhr aufgenommen hatte.

Whistleblower, Ärzte und Ärztinnen und die UN

Die Ärztinnen und Ärzte, die in diesem afrikanischen Krankenhaus und in anderen Regionen arbeiteten, in denen Armut ein Normalzustand war, wurden sich zunehmend des Schadens bewusst, den die Werbung für künstliche Babymilch anrichtete. Einige von ihnen versuchten, sie aufzuhalten. Die große Nähe von Firmenmanagern und Chefärzten, die freudig Firmengeschenke für ihre Krankenhäuser und sich selbst annahmen, fiel der in Nigeria arbeitenden niederländischen Kinderärztin Catherine Wennen auf. Sie kämpfte darum, das Leben von Babys mit einem ähnlichen Schicksal wie dem von Wangaris zu retten und kontaktierte den Nestlé-Manager in Lagos, um ihm das Problem zu erklären. Dieser wollte ihr aber nicht zuhören.

Seit Mitte der 1960er Jahre haben Mediziner:innen wiederholt an den größten Milchproduzenten, die Firma Nestlé, geschrieben, um auf die Gefahren der künstlichen Säuglingsnahrung für Menschen in armen Gemeinschaften zu erläutern. Ihre Briefe wurden jedoch ignoriert, es sei denn, sie ließen schlechte Publicity befürchten. Eine junge Wissenschaftlerin, die in Jamaika arbeitete, Ann Ashworth Hill, machte Nestlé auf die Falschinformationen aufmerksam, die auf den Etiketten der gesüßten Kondensmilch aufgedruckt waren. Doch diese gibt es dort immer noch – 50 Jahre, nachdem sie von der britischen Regierung abgelehnt worden waren. Ann forschte nach Möglichkeiten, um das Leben der jamaikanischen Babys zu retten, die unter dem gleichen Kreislauf von Infektionen und Unterernährung litten wie die Tochter von Wangari. Doch nichts geschah. Schließlich stellte Anns Ehemann, der jamaikanische Abgeordnete Winston Hill, dieselben Fragen, die Ann an Nestlé gerichtet hatte, im jamaikanischen Parlament. Daraufhin flogen umgehend Führungskräfte von Nestlé ein, hörten sich die Erläuterung von Ann an und änderten die Aufschriften der Etiketten … doch nur in Jamaika.

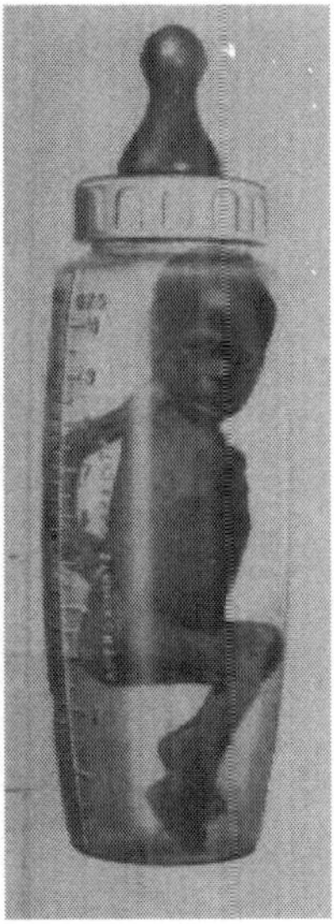

Abb. 3: Grafik, die auf dem Titelblatt von »The Baby Killer« von Mike Muller verwendet wurde, 1974. (War on Want)

Im Jahr 1970 schaltete sich die UNO ein, doch die Treffen von UN-Beamt:innen, Gesundheitsexpert:innen und Vertreter:innen der Babynahrungsindustrie blieben ergebnislos. 1974 geriet das Thema schließlich international durch einen Zeitungsartikel ins Licht der medialen Aufmerksamkeit. Der Kinderarzt Dr. Derrick Jelliffe, der in Afrika und der Karibik praktizierte, veröffentlichte einen Artikel mit dem Titel »Commerciogenic Malnutrition« (kommerziell bedingte Fehlernährung).[22]

Die Zeitschrift »New Internationalist« interviewte zwei angesehene Kinderärzte, David Morley und Ralph Hendrickse, die das Leiden und Sterben der Babys eindringlich beschrieben. Schließlich brachte die britische Wohltätigkeitsorganisation »War on Want« die Broschüre »The Baby Killer« heraus. Hier werden in klaren Worten und Bildern die tragischen Auswirkungen beschrieben, die die Werbung für künstliche Babymilch auf die realen Lebensbedingungen eines großen Teils der Menschheit hat.[23] Das Titelbild erregte Aufsehen, 20.000 Exemplare wurden schnell verkauft und die Studie wurde in viele Sprachen übersetzt.

Der Nestlé-Prozess

Eine dieser Übersetzungen löste einen wahren Feuersturm aus. Eine Schweizer Aktionsgruppe* betitelte die deutsche Version der Publikation »Nestlé tötet Babys«. Nestlé** verklagte die Gruppe und gewann. Das klingt zwar schlimm, aber tatsächlich erzeugte die Klage mehr Aufsehen bezüglich des Problems als die Broschüre selbst. Nestlé klagte die Aktionsgruppe zunächst in vier Punkten wegen Verleumdung an: Dabei ging es um den Titel, die Anschuldigungen wegen unethischer Praktiken, die Verantwortung für den Tod oder die Schädigung von Babys und die Verkleidung von Verkäuferinnen als Krankenschwestern. Als es zu der letzten Gerichtsverhandlung kam, hatte Nestlé drei Punkte der Anklage zurückgezogen. Nun ging es nur noch um den Titel der Broschüre. Der Richter entschied, dass dieser verleumderisch sei; die Mitarbeiter:innen von Nestlé hätten ja

---

* Arbeitsgruppe Dritte Welt (AgDW)

** Nestlé hatte in der Schweiz Kultstatus und war der größte Lebensmittelkonzern der Welt.

nicht tatsächlich Babys getötet. Vielmehr hätten die Mütter die Tötung selbst vollzogen, als sie ihre Babys mit der künstlichen Milch in der Flasche fütterten.

Hassen Sie den Richter nicht. Er nutzte seine Autorität, um Nestlé eine ebenso heftige wie demütigende Abfuhr zu erteilen. Die Zeug:innen der Anhörungen, darunter mehrere hoch angesehene Ärzte und Ärztinnen,* hatten die Trickserei und Skrupellosigkeit von Nestlé entlarvt, und so Presse und Öffentlichkeit eine Lehrstunde über die Auswirkungen unregulierter Vermarktung von Gesundheit und Überleben von Säuglingen erteilt. Die Menschen waren schockiert. Der Richter erklärte: »*Wenn der Kläger in Zukunft vom Vorwurf des unmoralischen und unethischen Verhaltens verschont bleiben will, wird er seine Werbepraktiken ändern müssen.*« Die Schweizer Aktivist:innengruppe wurde mit einer symbolischen Geldstrafe belegt.

An dieser Stelle muss betont werden, dass auch andere Säuglingsnahrungshersteller unmoralische Praktiken pflegen. Aufgrund ihres geringeren Marktanteils wurden aber weniger Babys durch sie geschädigt. Nestlé belieferte damals mindestens drei Viertel des Weltmarktes und bezeichnete sich selbst als die führende Firma in Bezug auf innovative Marketingtechniken. In den USA hatte eine Gruppe katholischer Nonnen** in ihrer Funktion als Aktionärinnen die Firma Bristol Myers wegen der unmoralischen Vermarktung von künstlicher Milch in Mittelamerika verklagt. Der Richter wies die Klage ab, weil die Nonnen selbst keinen Schaden erlitten hatten. Als die Nonnen Berufung einlegten, einigte sich Bristol Myers außergerichtlich mit ihnen, doch wurde so die Öffentlichkeit erneut auf das Thema aufmerksam gemacht.

---

* Einer der Ärzte war Dr. Zef Ebrahim, dem dieses Buch gewidmet ist.

** 1975; The Sisters of the Precious Blood.

Der Nestlé-Boykott

Trotz der Klagen, der demütigenden Ansagen des Schweizer Richters und der schlechten Berichterstattung gingen die Werbung und der Verkauf durch Nestlé weiter. Nun aber formierten sich Aktivist:innengruppen und suchten nach Aktionsmöglichkeiten. Ein wichtiger Impulsgeber für sie war der 1975 erschienene Film »Bottle Babies« von Peter Krieg. Als die Zuschauer:innen eine Mutter sahen, die Wasser aus einem schmutzigen Pool schöpfte, sowie ein unterernährtes Baby, das schrie, während das Gesundheitspersonal sich abmühte, eine Tropfnadel in eine Kopfvene zu positionieren, wurde der Schmerz, über den sie bisher nur gelesen hatten, auf einmal lebendig. Durch diesen Film inspiriert, gründete eine Gruppe tatkräftiger junger Männer und Frauen in den USA die »Infant Formula Action Group"(INFACT) und riefen die Menschen öffentlich zum Boykott von Nestlé-Nahrungsprodukten auf.* Ihr Ziel war, die Firma Nestlé unter Druck zu setzen, damit sie die Werbung für künstliche Milch einstellte, insbesondere die durch Milchschwestern und durch Gratisproben; außerdem sollte auf Werbung, die direkt auf die Endverbraucher:innen zielt, verzichtet werden. Der Boykott breitete sich über die USA in Kanada, Europa, Australien und Neuseeland aus.

In den USA begann der Umsatz von Nestlé zu sinken. Doch anstatt ihre Praktiken zu ändern, zahlte Nestlé einer PR-Firma 1 Million US-Dollar (entspricht dem heutigen Gegenwert von 4 Millionen US-Dollar), um US-amerikanische Geistliche mit Hochglanzbroschüren zu versorgen, in denen sich das Unternehmen rühmte, keine unethische Werbung zu betreiben. Dies

---

* Die Boykotteure bezogen Nestlé-Säuglingsmilch nicht in den Boykott ein, weil diese mancherorts der einzige Muttermilchersatz auf dem Markt war; sie wollten die Ernährung eines mit Kunstmilch ernährten Babys nicht gefährden.

alarmierte viele der Kirchen, die sich der Bewegung gegen Nestlé anschlossen. Einige von den kirchlichen Missionaren in Übersee begannen damit, in ihren Gemeinden neue Beweise zu sammeln. Ende 1977 beteiligten sich Gesundheitsfachleute, Frauen- und Student:innengruppen, Gewerkschaften, Prominente und bekannte Politiker:innen an dem Boykott.

Ein PR-Berater von Nestlé schlug daraufhin vor, sich aus dem Markt für Säuglingsnahrung ganz zurückzuziehen. Er argumentierte, dass die Gewinne aus dem Verkauf der Säuglingsmilch im Verhältnis zum Gesamtumsatz des Unternehmens den großen Schaden am Image der Firma nicht wert wären. War der Unternehmensstolz stärker als die Gier des Unternehmens? Die internen Auseinandersetzungen innerhalb Nestlé werden vielleicht nie ans Licht kommen, in den Akten ist aber protokolliert, dass die US-Regierung daran beteiligt war.

Macht und Einfluss

Die meisten Menschen sehen in den USA einen Vorreiter der wirtschaftlichen Deregulierung. In den 1980er Jahren, während Reagans Präsidentschaft, predigte die Chicago School, berühmte Verfechterin der neoliberalen Wirtschaftstheorie, die Welt wäre umso reicher und glücklicher, je weniger man die Unternehmen reguliere. Auch die britische Premierministerin Margaret Thatcher hing dieser Philosophie an, und immer mehr Länder wurden dazu bekehrt. Man vergisst leicht, dass die USA über eine lange Tradition von Maßnahmen verfügen, die dazu dienen, den Schaden von Unternehmen zu begrenzen. Zum Beispiel verbietet der »Sherman Antitrust Act« von 1890 Kartelle, Monopole, Preisabsprachen, minderwertige Waren und Dienstleistungen, sowie die Unterdrückung von Wettbewerb und Innovation. Wahrscheinlich war es dieser alte, stolze Geist der Gerechtigkeit, der im Jahr 1978 den US-Senator

Edward Kennedy* dazu inspirierte, eine offizielle Anhörung über die weltweite Vermarktung von Säuglingsmilchprodukten einzuberufen.

Kennedys Anhörung deckte weitere erschreckende Praktiken auf, die deutlich machten, wie kaltblütig die Unternehmensführungen vorgingen. Nestlé wurde immer mehr an die Wand gedrängt und vertrat den Standpunkt, die Aktivist:innen seien »Marxisten, die unter dem Banner Christi marschierten«. Das brachte so manche Nonne zum Lachen. Kennedy erkannte, dass die USA allein das Problem nicht lösen konnten. Es bedurfte vielmehr einer globalen Anstrengung, und die WHO und UNICEF waren die richtigen Gremien, um einen »International Code of Marketing for Breastmilk Substitutes« (Internationaler Kodex für die Vermarktung von Ersatzprodukten für Muttermilch) zu entwickeln (der »Kodex«). Dieser würde gleiche Wettbewerbsbedingungen für die gesamte Säuglingsnahrungsindustrie schaffen. Es wurden Treffen anberaumt, an denen Bürokrat:innen der WHO und UNICEF, das Vertretungsorgan der Säuglingsnahrungsindustrie,** Gesundheitsexpert:innen, Aktivist:innen und Anwält:innen aller Seiten teilnahmen, und sie machten sich an die Arbeit, den Kodex zu erstellen. Diese kurze Erläuterung ist eine starke Vereinfachung der komplexen politischen Dynamik und der widersprüchlichen Agenden, die den Prozess weitaus schwieriger machten, als wir es uns jemals vorstellen konnten.

---

* In seiner Rolle als Vorsitzender des Senatsunterausschusses für Gesundheit und wissenschaftliche Forschung.

** International Council of Infant Food Industries (ICIFI).

Die wesentlichen Forderungen des »Kodex« und späterer Resolutionen zur Säuglings- und Kleinkindernährung:

1. Keine öffentliche Werbung für Muttermilchersatzprodukte in jeglicher Form. (Dies schließt Flaschen und Sauger ein.)
2. Keine Werbung in Gesundheitseinrichtungen oder an medizinisches Personal.
3. Keine kostenlosen oder preisvergünstigten Angebote.
4. Alle Informationen für medizinisches Fachpersonal über Muttermilchersatzprodukte müssen wissenschaftlich und sachlich sein (keine Werbeinhalte).
5. Produktetiketten müssen vollständige, klare Informationen sowie korrekte Anweisungen zur sicheren Anwendung aufweisen und dürfen keine Babybilder oder idealisierende Bilder oder Sprache enthalten.
6. Alle Produkte müssen von hoher Qualität sein und den Qualitäts- und Sicherheitsstandards des Kodex entsprechen.
7. Die Unternehmen müssen den Kodex einhalten, auch dann, wenn eine Regierung dies nicht tut.
8. Die Vermarktung von Beikost darf das Stillen nicht untergraben.
9. Regierungen sind dafür verantwortlich, klare, konsistente und unparteiische Informationen zur Säuglingsernährung bereitzustellen.
10. Regierungen sollen Interessenkonflikte vermeiden.

(siehe Fußnote Nr. 74)

Nach über zwei Jahren harter Arbeit, mit allem unvermeidlichen Gerangel und Kompromissen, wurde eine Einigung erzielt und der Kodex war fertig. Im Jahr 1981 wurde er von der Weltgesundheitsversammlung (World Health Assembly – WHA)* mit überwältigender Mehrheit angenommen. Es gab

* Die World Health Assembly (WHA) repräsentiert »uns, das Volk« und trifft Entscheidungen über globale Gesundheitsfragen. Die WHO hat die Aufgabe, diese Entscheidungen umzusetzen.

drei Stimmenthaltungen und eine einzige Gegenstimme. Doch warum mache ich mir die Mühe, Ihnen das zu erzählen? Nun, diese einzige Nein-Stimme kam aus den USA. Andere Länder mit starken Ideologien der freien Marktwirtschaft (und mit Industrien, die Säuglingsnahrung herstellten), darin eingeschlossen Margaret Thatchers Großbritannien, unterstützten die internationalen Bemühungen zum Schutz aller Säuglinge.

Ironischerweise hatte die Nation, deren Volk am leidenschaftlichsten protestiert hatte, deren Regierung das Thema am gründlichsten untersucht hatte und die das Konzept des Kodex überhaupt erst ins Leben gerufen hatte, soeben Präsident Reagan ins Amt gewählt, der dies untergraben sollte. Das hatte nur wenig mit Nestlé zu tun. Es waren vielmehr die US-Kindernahrungskonzerne, die bei Reagan Lobbyarbeit betrieben und ihn dazu überredet hatten, all die gute Arbeit, die sein Land für das weltweite Überleben von Kindern geleistet hatte, zunichtezumachen.

Die beiden Hauptdelegierten der US-Regierung, die so hart daran gearbeitet hatten, einen moderaten, auch für die US-Vorstellungen von Geschäftspraktiken akzeptablen Kodex zu erreichen, wurden in der Nacht vor der Abstimmung angewiesen, ihre Haltung zu ändern. Beide kehrten daraufhin von der WHO in Genf in die USA zurück und traten von ihren Posten zurück.

Der Kodex wurde mit einer überwältigenden Mehrheit angenommen, allerdings ohne einen der mächtigsten Akteure.*

Und was geschah mit Wangari und ihrem Baby? Wangaris Tochter starb, ohne je einen Namen erhalten zu haben.

---

* Die USA haben den Kodex dann 1994 in einer Resolution der Weltgesundheitsversammlung (WHA) unterzeichnet, aber sie haben wenig dafür getan, um ihn umzusetzen.

7

WERBUNG IST KEINE INFORMATION

»Wenn Werbung einfach nur Informationen liefern würde, gäbe es nichts daran auszusetzen. Aber ein großer Teil der Werbung gibt uns das Gefühl, etwas zu benötigen, was wir vorher nicht brauchten.«

Richard Layard, britischer Nationalökonom

Eine alltägliche Werbung

Ich bin süchtig nach Kreuzworträtseln; ich stecke da gerade fest, also suche ich auf einer Website, um ein Wort zu überprüfen. Wie immer erscheint eine Werbung auf dem Bildschirm, diesmal für »Aptamil mit Pronutra, Folgemilch«. Gezeigt wird eine schöne, schlanke Balletttänzerin neben einem niedlichen Kleinkind, das eine Pirouette versucht … aaah … wie süß. Nach diesem pudrig-warmen Wind voller Anmut und Grazie tritt die »Wissenschaft« auf den Plan:

»Warum sich für Aptamil mit Pronutra Plus Folgemilch entscheiden?

- *Mit Omega 3 LCP-Fettsäuren*
- *Angereichert mit den Vitaminen A, C, D und Eisen*
- *Ernährungsphysiologisch abgestimmt zur Nahrungsergänzung in der Übergangszeit nach dem Stillen.«*

Was ist Pronutra? Kennen Sie das? Kennt es Ihr Arzt, Ihre Hebamme oder Ihre Gesundheitsberaterin? Können die Ihnen sagen, woher es kommt und welche Wirkung es auf Ihr Baby hat? Und wenn es so »probiotisch« ist – ist Ihnen klar, dass die »freundlichen Bakterien« ursprünglich aus menschlichen Fäkalien gewonnen wurden? Sagt Ihnen die Werbung, dass bei der Herstellung von Kunstnahrung mit Wasser bei der richtigen Temperatur (70 °C) diese »freundlichen Bakterien« zerstört werden? Die Firmen geben diese Tatsache nicht auf ihren Etiketten an. Viele raten sogar dazu, kühleres Wasser zu verwenden, als aus Sicherheitsgründen nötig wäre, um die »freundlichen Bakterien« zu schützen. Dabei gibt es keine Beweise dafür, dass diese kleinen Lieblinge überhaupt einen Effekt auf die Gesundheit eines Babys haben. Die Vitamine A, C und D, sowie Eisen, klingen vertraut, aber was ist mit Vitamin B? Hat man dieses Vitamin weggelassen? Wird es nicht mehr benötigt? Und was ist mit Omega 3 LCP-Fettsäuren? Bedeutet das, andere Milchprodukte enthalten diese nicht? Und wenn dieses Produkt »ernährungsphysiologisch maßgeschneidert« ist, um die Ernährung nach der Stillzeit zu ergänzen, bedeutet dies dann, dass Muttermilch oder normale Säuglingsnahrung es nicht ist? Warum sollten Sie dann von einer dieser Optionen wechseln?

Was steht auf dem Etikett?

Die internationale Codex Kommission CAC* legt die weltweiten Standards für die wesentlichen Inhaltsstoffe aller Säuglingsnahrungen [»infant formulas« und »follow-on formulas«]** fest. Dazu gehört, dass es bewiesen sein muss, dass diese Inhaltsstoffe nachweislich notwendig sind und keinen Schaden anrichten. Wenn ein Unternehmen eine spezielle »neue« Zutat hinzufügt, die nicht in den Kodex-Standards aufgelistet ist, dann ist nicht bewiesen, dass diese Zutat notwendig ist … oder dass sie sicher ist. In einem solchen Fall experimentiert die Firma mit Ihrem Baby.

Es gibt eine lange, dokumentierte Liste von Gesundheitsschäden, die Säuglingen durch Verunreinigungen, Nachlässigkeit sowie fehlende – oder zu viele – Zutaten in der Milch zugefügt wurden. Einige Firmen haben zum Beispiel die Rezeptur geändert, um modischen und unbewiesenen Ernährungstheorien zu folgen.*** Babys litten darunter, sind sogar gestorben, auch solche geboren von gut ausgebildeten Eltern mit bestem Lebensstandard. Doch hat noch keine Firma auf ihr Etikett gedruckt: *»Bei diesem Produkt ist noch nicht bewiesen, dass es völlig sicher ist, danke, dass wir Ihr Baby als Versuchskaninchen benutzen dürfen.«* Sie sagen Ihnen auf dem Etikett auch nicht, dass sie überschüssige Vitamine hinzugeben, weil diese mit zunehmender Zeit im Ladenregal weniger werden: Wenn die von Ihnen gekaufte Packung neu ist, könnten Sie damit Ihr Baby überdosieren, und wenn sie kurz vor dem Haltbarkeitsdatum ist, könnte nicht genug davon drin sein. Die Firmen stellen auch

* Die Codex Alimentarius Commission (CAC) ist die UN-Lebensmittelregulierungsbehörde, die die Standards für die Lebensmittelsicherheit festlegt.

** Die Autorin verweist darauf, dass die in eckigen Klammern genannten englischen Begriffe denen entsprechen, die die Kommission benutzt.

*** 1979 entfernte die Firma Syntex das Natriumchlorid aus ihrer Säuglingsnahrung, welches Hunderte von Säuglingen geschädigt hatte.

nicht alle Details für eine möglichst sichere Zubereitung von Kunstnahrung routinemäßig bereit, in der Werbung wird darauf auch nicht eingegangen (siehe Anhang 2 und Anhang 3).

Während wir im Glauben leben, dass sich heutige Milchersatzprodukte und deren Kontrolle verbessert haben, müssen sogar die offiziellen Aufsichtsbehörden zugeben, dass sie die Lage nicht mehr im Griff haben. Wissenschaftler:innen wurden gebeten, die in Säuglingsnahrung [»infant formulas«]* enthaltenen Zusätze in der Mischung auf ihre Sicherheit zu überprüfen. Diese Expert:innen kamen zu dem Schluss, dass *»nur wenige Zusatzstoffe in Bezug auf ihre Auswirkungen auf sehr kleine Kinder untersucht worden sind. Es ist daher ratsam, dass Nahrungsmittel, die für Säuglinge unter 12 Wochen bestimmt sind, gar keine Zusatzstoffe enthalten sollten.«*[24] Mit anderen Worten: Säuglingsmilch für Babys unter 12 Wochen sollten täglich aus frischen Zutaten zubereitet und nicht gelagert werden.** Die Kommission entschied, dass es nicht praktikabel sei, dieses Urteil umzusetzen. Es gab keinen Aufschrei, und kein einziges Unternehmen hat diese Fakten auf seinen Etiketten oder in den Informationen für medizinische Fachkräfte veröffentlicht.

Kontrollierte Experimente an kleinen Babys werden zu Recht als unethisch eingestuft, aber das verhindert nicht, dass ständig unkontrollierte und unsichtbare Experimente stattfinden, wenn Produkte »auf dem Markt getestet« werden. Und nur wenn viele Babys, die mit demselben Produkt gefüttert wurden, immer wieder eine ähnliche schwere Krankheit bekommen, kommen Probleme ans Licht; manchmal kommt es nur auf Druck der Eltern zu einer Untersuchung. Haben Sie schon-

---

* Die Autorin verweist darauf, dass der in eckigen Klammern genannte englische Begriff dem entspricht, der im Briefing für den wissenschaftlichen Ausschuss verwendet wurde.

** Vor Jahren wurden täglich selbst zubereitete Ersatzprodukte für Muttermilch aus frischer Kuhmilch, Zucker und Wasser hergestellt.

mal davon gehört, dass ein Arzt oder eine Ärztin eine Packung mit Milch zur Laboranalyse geschickt hätte, als er oder sie ein krankes Baby diagnostizierte?

Aber sie fördern das Stillen

Doch jetzt zurück zur Aptamil-Werbung, die mich höflich auffordert, für weitere Informationen zu klicken. Sie sagt mir, dass *»Stillen das Beste für Babys ist«*. Warum um alles in der Welt erwähnen sie das Stillen, wenn im Anschluss daran von den Firmen erklärt wird, dass Folgemilch-Produkte kein Ersatz für Muttermilch sind? In der Werbung werden einige Fakten über das Stillen genannt, unter anderem, dass Mischfütterung in den ersten Wochen die Muttermilchversorgung reduzieren kann und dass ich die finanziellen Konsequenzen bei der Verwendung einer Säuglingsmilch gut überdenken sollte. So weit, so gut, aber in diesem Text ist eine Lüge versteckt, und diese sät garantiert Angst und Zweifel bei den Frauen: *»Es ist wichtig, dass Sie sich in Vorbereitung auf das Stillen und während des Stillens gesund und ausgewogen ernähren.«*

Diese subtile Botschaft greift geschickt einen weitverbreiteten Glauben auf, der schon seit Jahrzehnten widerlegt ist. Wie ich in Kapitel 2 erwähnt habe, ist die Milchbildung einer der effizientesten, zuverlässigsten und energiesparendsten Prozesse des Körpers. Frauen auf der ganzen Welt »versagen« beim Stillen aus einer Vielzahl von Gründen, wie mangelndem Zugang des Babys zur Brust, Saugverhalten des Babys und der Zerstörung des Selbstvertrauens der Mutter – doch *»eine gesunde, ausgewogene Ernährung«* hat nichts damit zu tun.

Warum also behauptet ein Unternehmen, das Zugang zu den besten Forschungsergebnissen hat, genau das Gegenteil?

Muttermilch wird als »der Goldstandard« gesehen, also hinterlässt die bloße Erwähnung eines Produktes im Zusammenhang damit eine große Wirkung. In den 1980er Jahren wurden norwegische Sardinen als »das gesündeste Lebensmittel nach der Muttermilch« beworben. Das war hervorragend für den Verkauf, aber diese Werbung behauptete nie, dass Sardinen ein Ersatz für Muttermilch wären! Die Aptamil-Werbung jedoch macht genau dies. Das Ziel des Vermarkters ist es, Sie dazu zu bringen, dass Sie sein Produkt mit diesem wunderbaren Zeug, der Muttermilch, in Verbindung bringen. Gleichzeitig versucht man, Ihnen die Idee zu verkaufen, dass Stillen schwierig und unzureichend ist. Ein solches Vorgehen untergräbt Vertrauen und schafft Angst.

Was verbirgt sich hinter einem Namen?

Es lohnt sich, nochmal daran zu erinnern, dass die Säuglingsmilchunternehmen an der Entstehung des Kodex beteiligt waren. Als dieser 1981 verabschiedet wurde, erklärten sie sich bereit, ihn zu befolgen. Ein Eckpfeiler des Kodex ist, dass keine öffentliche Werbung für Muttermilchersatzprodukte gemacht werden darf.* Also entwickelten die Unternehmen einen schlauen Plan. Sie erfanden einfach ein neues Produkt, um so den Kodex absichtlich zu umgehen.

Die Unternehmen brachten »Folgenahrungen« (»Follow-on-milks« kurz FOMs) auf den Markt und behaupteten, diese Produkte seien kein Ersatz für Muttermilch, sondern ein Ersatz für frische Kuhmilch. Da sie weniger modifiziert waren als reguläre Säuglingsmilch, waren die FOMs billiger in der Herstellung und daher für die Firmen profitabler. Probleme traten jedoch auf, als die FOMs zu einem niedrigeren Preis als

* WHO und UNICEF definieren alles, was einem Baby vor dem sechsten Monat gefüttert wird, »ob geeignet oder nicht«, als Muttermilchersatz. Danach ist alles, was die Muttermilchkomponente der Ernährung für zwei Jahre oder länger ersetzt, ein Muttermilchersatz. Diese Definitionen kamen zu spät, um die Firmen davon abzuhalten, ihren schlauen Plan auszuhecken.

die schon bestehenden, regulären Säuglingsmilchprodukte auf den Markt kamen: Billiger als reguläre Ersatzmilch, verleiteten sie ärmere Mütter dazu, FOMs an ihre noch sehr jungen Babys zu verfüttern. Damit riskierten sie eine Hypernatriämie*, die tödlich sein kann.

Und jetzt kommt der clevere Teil der Geschichte. Das Design, die Farbe und der Schriftzug passten zu den regulären Säuglingsmilchverpackungen und die Zahlen 1 oder 2 hinter dem Markennamen, die der Unterscheidung dienten, waren leicht zu übersehen. Genau das war auch der Sinn der Sache! Man sollte die beiden Marken miteinander verwechseln. Markenerweiterung ist eine wirkungsvolle Taktik, um eine Assoziation aufzubauen zwischen Produkt-Sortimenten. Die Folgenahrung wirbt indirekt für Säuglingsmilch. Der schlaue Plan ging auf.

Besorgte Gesundheitsbehörden und Aktivist:innen drängten die Unternehmen, den Preis für beide Produkte einander anzugleichen und die Etiketten der FOMs zu ändern, sodass man sie besser unterscheiden konnte. Die Firmen mussten nun angeben, dass diese erst ab einem Alter von sechs anstatt vier Monaten geeignet waren. Diese Maßnahmen waren unerlässlich, um die Säuglinge unter sechs Monaten zu schützen.

Die Werbung für FOMs veränderte sich und ihre Slogans entsprachen jeweils dem, was gerade in der »Ernährungsmode« angesagt war. So wurde behauptet, dass die FOMs eisenmangelbedingte Blutarmut verhindern könnten, doch Untersuchungen zeigten, dass dies nicht der Fall war. Dann führten die Firmen das Konzept ein, sich vom Stillen aus zur nächsten Stufe weiterzubewegen – ganz so, als ob man mit sechs Monaten aufhören müsste zu stillen, ob man es wollte oder nicht.

---

* Hypernatriämie ist ein Zustand, bei dem der Natriumspiegel im Blut gefährlich hoch ist. Dies kann bei Säuglingen durch den hohen Mineralstoffgehalt von unmodifizierter Kuhmilch ausgelöst werden.

Ernährungsexpert:innen waren sich einig, dass Babys, die nicht gestillt wurden, ein Jahr lang bei der normalen Anfangsnahrung bleiben und dann auf frische Vollmilch von Kühen als Teil einer gemischten Ernährung umsteigen sollten.

Zwei Ernährungsprofessor:innen brachen in meiner Gegenwart jedoch in Lachen aus, weil sie sich darüber einig waren, dass der Rat des britischen Gesundheitsministeriums, frische Kuhmilch bis zum Alter von 12 Monaten zu vermeiden, nur deshalb erfolgt war, weil die Säuglingsmilchfirmen bei der Regierung Lobbyarbeit betrieben hatten. Eine andere Wahrheit kam ans Licht, als ein Kollege und ich an der Einführung einer neuen FOM teilnahmen. Als wir die Frage nach dem Risiko für jüngere Babys ansprachen, gab der Vertreter der Firma zu, dass es sich bei ihrem glorreichen neuen Produkt in Wirklichkeit um ihre normale Säuglingsmilch handelte, die als FOM verpackt wurde. Die Firma befürchtete, den Babys durch ein neuartiges Spin-off-Produkt zu schaden.

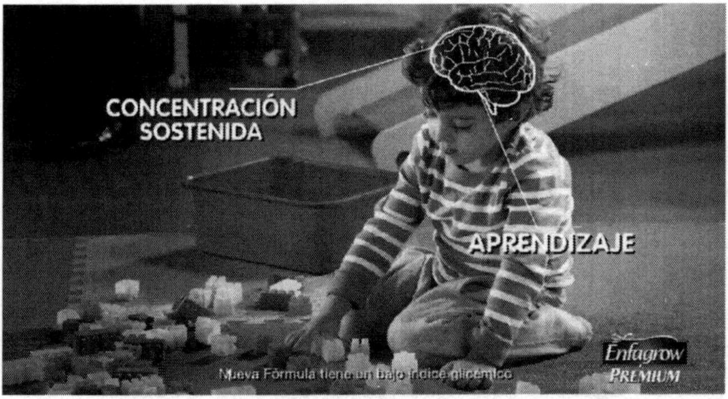

Abb. 4: Irreführende Informationen in Costa Rica. In dieser Anzeige wird behauptet, dass »die neue Formel einen niedrigen glykämischen Index beibehält« und Konzentration und Lernen nachhaltig unterstützt. All das ist Unsinn.

Unnötige Produkte

Die WHO und andere Gesundheitsgremien erklärten FOMs für unnötig. Gleichwohl schaffte es niemand, deren Produktion oder Werbung zu stoppen. Jetzt propagieren Firmen »Kleinkind- »und so genannte »Kindermilch«, die alle genauso unnötig sind und vermutlich Schaden anrichten, zum Beispiel, weil sie zu viel Zucker enthalten. FOMs sind ein perfektes Beispiel für eine Marketingstrategie, die darauf abzielt, gleiche oder ähnliche Produkte so zu verkaufen, dass man glaubt, sie dienten einem anderen Zweck.

Die große Bedeutung von Objektivität

FOMs sind nur ein Beispiel für die Verlogenheit der Firmenversprechen und die Unfähigkeit von Regierungen, ihre Versprechen zu erfüllen. Meine Aptamil-Anzeige machte genau das, was der Kodex verhindern sollte. Sie ist auch nicht schlimmer als die Werbung anderer Unternehmen. Sie drängt mir eine Werbeanzeige auf, wenn ich nur mein Kreuzworträtsel beenden will; sie erzählt Lügen und hält gleichzeitig Informationen über die Risiken der künstlichen Nahrung zurück. Sie verschweigt, dass das niedliche, Pirouetten drehende Kleinkind ein höheres Risiko für Fettleibigkeit hat, und vermutlich nicht zu einer schlanken Balletttänzerin heranzuwachsen wird; und das letzteres wahrscheinlicher wäre, wenn es im Rahmen einer gemischten Ernährung weiter gestillt würde.

> *»Überzeugung funktioniert dann am besten, wenn sie unsichtbar ist. Das effektivste Marketing bahnt sich seinen Weg in unser Bewusstsein und hinterlässt dabei den Eindruck, dass wir uns unsere Meinung ganz unabhängig gebildet und unsere Entscheidungen ebenso unabhängig getroffen haben.«*
>
> **»The Fake Persuaders«, George Monbiot,** The Guardian, 14.05.2002

Um alle Babys zu schützen, müssen *objektive*, genaue Informationen ohne kommerzielle Voreingenommenheit verfügbar sein und falsche Informationen müssen gestoppt werden. Der Kodex bietet den Rahmen für diese wichtige Gesundheitsmaßnahme, und er hat universell Geltung. Denken Sie daran, dass es beim Kodex um *Marketing* geht; er ist kein Gesundheitshandbuch. Manche Leute denken, der Kodex sei ein Dokument zur Förderung des Stillens, aber das ist er nicht; wenn 100 Prozent der Babys künstlich ernährt würden, wäre der Kodex noch wichtiger, als er jetzt schon ist. Er besagt nicht, dass man einem Baby nichts anderes als Muttermilch geben darf. Aber er sagt, dass Unternehmen Ihnen ihre Produkte nicht aufdrängen dürfen, dass sie Ihnen keine Lügen über Säuglingsernährung andrehen oder wichtige Informationen vorenthalten dürfen. Bedauerlicherweise muss ich feststellen, dass die meisten Firmen immer noch alle drei Dinge tun.

Der Kodex wurde entwickelt, um *alle* Säuglinge zu schützen, unabhängig davon, wie sie ernährt werden. Er bezieht sich auf die Vermarktung *aller* Ersatzprodukte für Muttermilch und Stillen, einschließlich der Flaschen, Sauger und Schnuller, oder anderer Produkte, durch deren Werbung das Stillen oder die bestmögliche Ersatznahrung untergraben werden könnte. Für die meisten Babys sinkt das Erkrankungs- oder Sterblichkeitsrisiko, wenn sie gestillt werden, daher muss das Stillen geschützt werden.

Jahrzehntelang war es fast unmöglich, vollständige und unparteiische, objektive Informationen über künstliche Ernährungsprodukte zu finden. Wenn eine medizinische Fachkraft eine bestimmte Marke empfahl, beruhte dies nur selten auf objektiven Nachweisen. Die britische Wohltätigkeitsorganisation First Steps Nutrition Trust untersucht die Säuglingsnahrungsprodukte auf dem britischen Markt und veröffentlicht unvoreingenommene, objektive Informationen über deren Qualität und Verwendung. Dazu gehören auch die Informationen und der Vertrieb für medizinisches Fachpersonal. Ihre Arbeit ist vorbildlich.«*, [25]

Man kann keine Ratschläge zur künstlichen Ernährung geben, wenn man nicht über vollständige, unabhängige Informationen verfügt. Mir ist allerdings keine staatliche Stelle in irgendeinem Land bekannt, die diese zur Verfügung stellt. Unternehmen können nicht unabhängig sein. Wie Professor George Kent von der Universität von Hawaii erklärt:

> *»… Standard-Säuglingsnahrung und die vielen Variationen davon, sind besser als einige andere Methoden der Ernährung und schlechter als andere. Auf dieser Basis sollte man nicht von den Vorteilen des Stillens sprechen, sondern besser von den Schäden, die mit anderen Füttermethoden verbunden sind. Es muss nicht nur darauf geachtet werden, ob Muttermilchersatznahrung sicher ist, sondern auch darauf, ob sie ihre Funktion erfüllt. Zu sagen, dass ein Nahrungsprodukt einen nicht gleich krank macht, ist nicht dasselbe, wie dass es Ihren Bedürfnissen entspricht.«*[26]

---

* siehe www.firststepsnutrition.org.

EIN KLEINER RATSCHLAG

Bis jetzt habe ich mich immer dagegen gesträubt, irgendeinen Ratschlag in Bezug auf die künstliche Ernährung eines Babys zu geben, aber nun mache ich eine Ausnahme. Wenn ein Baby nicht gestillt wird und noch keine 12 Monate alt ist, ist eine Standard-Anfangsmilch, die für Babys unter sechs Monaten entwickelt wurde, angemessen. Wenn das Kind nicht gestillt wird und älter als 12 Monate ist, sollte die »Milch«-Komponente der Ernährung frische, reine Vollmilch von der Kuh sein (ohne Zuckerzusatz). Folge-, Kleinkind- und Kindermilchprodukte sind unnötig und können der Gesundheit des Kindes auf Dauer schaden. Aller Wahrscheinlichkeit nach tragen sie zu Übergewicht bei und fördern eine Geschmacksvorliebe für süße Speisen und Getränke. Dies wiederum kann zu Ernährungspräferenzen führen, die mit Typ-2-Diabetes und Herzkrankheiten in Verbindung gebracht werden. In einigen Regionen der Welt kann frische Milch von anderen milchgebenden Tieren verwendet werden.

8

EIN REALITÄTS-CHECK

»Die Erfahrung sagt uns, dass der Mensch das einzige Tier ist, das Seinesgleichen verschlingt, denn ich kann mir keinen freundlicheren Ausdruck vorstellen, um die allgemeine Beutenahme der Reichen gegenüber den Armen zu benennen.«

Thomas Jefferson (1743–1826),
dritter Präsident der Vereinigten Staaten

Dies ist nicht die Vergangenheit

Von Zeit zu Zeit treffe ich auf Leute, die sagen: »Ach ja, der Nestlé-Boykott. Meine Mutter hat da mitgemacht, sie wollte damals keinen Néscafe im Haus haben oder mich deren Schokolade essen lassen. War das nicht diese Geschichte, wo armen Müttern Milchpulver aufgedrängt wurde … und sie haben es mit schmutzigem Wasser vermischt und die Babys sind gestorben. Schlimm, oder?«

Manche Leute gehen davon aus, dass das »Problem mit der Säuglingsnahrung« durch den Nestlé-Boykott gelöst wurde. Doch die skrupellose und unethische Vermarktung von Muttermilchersatzprodukten findet immer noch statt, und sie ist heute weitaus raffinierter als zur Zeit der »Milchschwestern«. Sie verführt und manipuliert Gesundheitsfachleute und ihre Institutionen, Politiker:innen und so manche Hilfsorganisation. Bestenfalls ist es so, dass die Macht der Konzerne und ihr finanzieller Einfluss integre Bemühungen schwächen. Im schlimmsten Fall aber beeinflusst sie die Sphären der Politik und des politischen Handelns zu ihrem Vorteil. Obwohl sie seit Jahrzehnten Schaden anrichten und in Verruf geraten sind, investieren die Unternehmen immer noch Millionen in das Marketing und die Werbung für Säuglingsnahrung; dabei sollte hier stattdessen eine Null stehen. Alle Gelder, die von Firmen für die Informationsverbreitung ihrer Produkte ausgegeben werden, sollten nicht für Werbung Verwendung finden. Sie sollten lieber direkt an das medizinische Fachpersonal fließen. Die Angebote sollten sich auch ausschließlich an wissenschaftlich und objektiv korrekten Sachverhalten orientieren, und Sprache und Bilder darin sollten nicht idealisieren. So, wie es im Kodex vereinbart wurde.

Bevor wir fortfahren, möchte ich Sie daran erinnern, dass die Lebensumstände der Mehrheit der Menschen dazu führen, dass das Nicht-Stillen verheerende Konsequenzen hat. Die Einführung von Kunstnahrung in gefährdeten Gemeinschaften ohne geeignete Rahmenbedingungen ist unethisch. Und dabei geht es nicht nur um schmutziges Wasser! Man sabotiert die Kraft und das Vertrauen einer Frau, dass sie selbst in der Lage ist, die Gesundheit und das Leben ihres Babys zu erhalten. Man kann damit auch die ökonomische Basis eines Haushalts zerstören und eine ganze Familie der angemessenen Nahrung und Deckung ihrer Grundbedürfnisse berauben. Man macht künstliche Säuglingsernährung zu etwas Erstrebenswertem. Und man schafft Abhängigkeiten. Die Raten von Krankheit und Tod steigen. Indem man die Werbung für künstliche Ernährung akzeptiert, macht man sich mitschuldig.

Um ein Baby so sicher wie möglich mit Flaschennahrung zu füttern, müssen verschiedene Voraussetzungen erfüllt sein. Man braucht Zugang zu zuverlässiger Wasserversorgung zum Händewaschen, die Möglichkeit, nötige Utensilien zu sterilisieren und die Mahlzeit zu mischen. Man braucht genügend Brennstoff, um das Wasser für jede Mahlzeit auf 70 °C zu erhitzen; sanitäre Einrichtungen und Abfallbeseitigung, um das Infektionsrisiko zu verringern; Lese- und Schreibfähigkeit und Bildung, um die Anweisungen lesen und verstehen zu können; und natürlich braucht man genügend Geld, um einerseits die Ausrüstung und andererseits über einen entsprechend langen Zeitraum die Säuglingsmilch kaufen zu können.

Lassen Sie uns dies mit einem Quiz* über unsere heutige Welt veranschaulichen:

1. Wie viele Liter Wasser verbrauchen Sie jeden Tag?
2. Wie viele Menschen leben mehr als einen Kilometer von einer Wasserquelle entfernt?
3. Gibt es mehr Menschen mit einer Toilette oder mehr mit einem Mobiltelefon?
4. Wie viele Menschen haben Zugang zur Stromversorgung?
5. Wie viele Haushalte haben einen Kühlschrank?
6. Welcher Anteil der Menschen kann lesen und schreiben?
7. Wie viele Menschen haben Zugang zu Sehtests und Brillen?
8. Wie viele Menschen haben Zugang zu einem grundlegenden Gesundheitswesen?
9. Wie viele Menschen leben von weniger als 4 US-Dollar pro Tag?

---

* Antworten am Ende des Kapitels (S. 94–96).

Der Schaden, der angerichtet werden kann

Vietnam war einst eine Gesellschaft, in der die Kinder gestillt wurden. Nachdem das Land sich jedoch vom Krieg mit den USA (1955–1975) erholt hatte, lockte sein rasanter wirtschaftlicher Aufschwung die Säuglingsnahrungskonzerne auf den Plan. Deren aggressives Marketing und die zunehmende Verfügbarkeit von Säuglingsmilch verwandelten Vietnam in eine Kultur der Mischkost.

Die Stillraten sanken rapide, und im Jahr 2012 wurden nur noch 17 Prozent der Babys unter sechs Monaten ausschließlich gestillt. Von den Babys über sechs Monate wurden noch 20 Prozent gestillt, jedoch nicht ausschließlich.[27] Die Unternehmen gaben pro Jahr über 35 Millionen US-Dollar für Werbung aus; 98 Prozent davon für TV-Werbung, die zur besten Sendezeit für 30 Sekunden 3.000 US-Dollar kostete. Unternehmen wie Danone, Abbott, Nestlé, Mead Johnson und andere investierten praktisch für jedes in Vietnam geborene Baby 24 US-Dollar an Werbung. Dass in der Folge eines von fünf Kindern Gedeihstörungen aufwies, war der Beweis für deren Effektivität.

Ein derartig betriebenes Marketing schadet nicht nur der Gesundheit, es untergräbt auch den wirtschaftlichen Fortschritt des Landes. Wenn man bedenkt, dass eine 1,5-kg-Dose Dumex-Säuglingsmilch von Danone umgerechnet 26 US-Dollar kostet und der durchschnittliche Fabrikarbeiter in Vietnam weniger als 7 US-Dollar pro Tag verdient,[28] wird einem klar, dass dieser vier Tage lang arbeiten müsste, um sich eine Dose Säuglingsmilch leisten zu können. Die Ungleichheit wächst mit dem Bruttoinlandsprodukt weiter an. So ist es Vietnam zwar gelungen, die Armut zu reduzieren, doch es müssen noch immer viele Familien um ihr Überleben kämpfen. Und so verpufft für die hart arbeitenden Vietnamesen der bescheidene Anstieg, den ihr Einkommen erfahren hat, durch unnötige Produkte, die an die Stelle der Muttermilch und der gesunden, wohlschmeckenden festen Nahrung der traditionellen vietnamesischen Ernährung treten.

Eltern sind nicht dumm. Aber wenn beispielsweise eine Packung von Enfalac A+ von Mead Johnson auf dem Label behauptet, es sei *»klinisch erwiesen, dass es die Entwicklung des Gehirns unterstützt«*, woher sollen die Eltern dann wissen, dass das eine Lüge ist? Das würde doch sicherlich keine Regierung zulassen?! Laut dem Ernährungswissenschaftler Roger Mathisen, der in Vietnam arbeitet, sehen die Menschen dort Werbung als eine glaubwürdige Informationsquelle. Die Unternehmen wissen das und richten ihre Werbung danach aus, diese Illusion aufrechtzuerhalten.

Nach einer Berechnung der menschlichen und finanziellen Kosten des unzureichenden Stillens änderte Vietnam nun seinen Kurs. Wenn es dem Land gelingt, optimale Stillpraktiken wiederzubeleben, könnten jährlich 2.011 Kinderleben gerettet und Eltern die Sorge erspart werden, die mit der Erkrankung eines Babys einhergehen. Ebenso könnten pro Jahr 473 Todesfälle durch Brustkrebs verhindert und 23 Millionen US-Dollar pro Jahr für die Behandlung von Infektionen bei Kindern eingespart werden.[29]

Die vietnamesische Regierung hat 2014 das Gesetz zum Kodex von 2012 um eine Verordnung ergänzt und in diesem Zusammenhang auch sechs Monate staatlich finanzierten Mutterschaftsurlaub sowie Unterstützung für das Stillen am Arbeitsplatz geregelt. Obwohl dies rund 30 Millionen US-Dollar pro Jahr kosten soll, signalisiert der erwartbare Investmentgewinn, dass sie ihr Geld mehr als verdoppeln wird.* Intelligenz wird steigen, Gesundheitskosten werden sinken und Leben werden gerettet.

---

* 2,39 US$ für jeden investierten US$1.

Wer ist dafür zuständig?

Ein Großteil des für diese Initiative benötigten Geldes kommt zunächst von der Bill and Melinda Gates Foundation. Wenn die vietnamesische Regierung in der Lage gewesen wäre, ihrer aus dem Kodex resultierenden Verpflichtung nachzukommen, indem sie Werbung verboten und objektive Informationen bereitgestellt hätte, so wäre dieses private Geld nicht nötig gewesen. Es würde den Rahmen sprengen, hier auf das Für und Wider von Philanthropie einzugehen, aber diese Situation wirft Bedenken hinsichtlich Kaufmacht und Einfluss auf, wie gut die Absichten auch immer sein mögen. Wer sollte für den Schaden aufkommen, der der Kinderernährung zugefügt wurde? Wer entscheidet darüber, welchem Land Hilfe zuteil wird? Wer sollte die notwendigen Änderungen vornehmen? Werden die Schuldigen jemals zur Rechenschaft gezogen werden? Gibt es dafür einen Rechtsweg? Welcher Präzedenzfall wird dadurch geschaffen? Wer hat letzten Endes die Kontrolle? Wir alle müssen über diese Fragen nachdenken.

Vielleicht sollten wir sagen, dass wir verzeihen und vergessen müssen und die Vergangenheit ruhen lassen, doch global betrachtet kann von Vergangenheit keine Rede sein. Die Unverfrorenheit, mit der die Vermarktung fortgeführt wird, ist erstaunlich. Der Marktanalyst Euromonitor stellte fest:

> *»In vielen der sich entwickelnden Märkte, wobei Indien eine bemerkenswerte Ausnahme darstellt,* kann die Werbung für Säuglingsanfangsnahrung mit Prominenten werben und Behauptungen aufstellen (z. B. dass ihre Produkte den gleichen Nährstoffgehalt wie Muttermilch haben), die in den meisten entwickelten Märkten nicht mehr erlaubt sind.«*[30]

---

* Indien hat den Kodex als Gesetz verabschiedet.

Der Ratschlag der Marketingexpert:innen lautet daher: Wenn Ihre Regierung sich nicht darum schert oder unter der Fuchtel der Firmen steht, können die Babymilchfirmen sich frei fühlen, Unwahrheiten zu verbreiten.

Die meisten der großen Säuglingsmilchunternehmen behaupten, den Kodex zu respektieren. So wiederholte der Vorstandsvorsitzende von Nestlé, Peter Brabeck, auf der Jahreshauptversammlung im Jahr 2016 seine übliche Aussage: *»Denn wir dürfen nicht vergessen, dass der WHO-Kodex auf Empfehlung von Nestlé geschaffen wurde und dass Nestlé sich seit seiner Einführung bemüht, ihm Folge zu leisten.«**

Es gehört schließlich zur Kunst des Marketings, eine Lüge so oft zu wiederholen, bis sie als Wahrheit wahrgenommen wird.

Ein typisches Beispiel

In der Türkei startete Danone im Jahr 2013 eine Werbekampagne für seine FOM Aptamil 2.** Die Kampagne warnte Mütter, dass sie nach sechs Monaten nicht mehr genug Muttermilch produzieren könnten, um den Bedarf ihrer Babys zu decken. Daher schlug das Unternehmen den Müttern vor, das vermeintliche Defizit mit Folgemilch (FOM) auszugleichen. Eine weitere Lüge! Diese betrügerische Marketingbotschaft führte zu einer Steigerung des Absatzes von Babymilchnahrung in der Türkei um 15 Prozent. Jede Frau, die ihr Baby über sechs Monate stillt, kann so lange weitermachen, wie sie und ihr Baby es wollen. Und wenn eine Mutter mit dem Stillen aufhören möchte, sollte sie besser Standard-Säuglingsmilch anstatt Folgemilch verwenden.

---

* Übersetzt aus dem Französischen: »Parce qu'il ne faut pas oublier que c'était la recommendation de Nestlé de créer le code de WHO et que dès le code il était etabli, Nestlé s'engage de le respecter.«

** Es handelt sich dabei um das gleiche Produkt, das mich von meinem Kreuzworträtsel in Kapitel 7 ablenkte.

»Befürwortung durch Assoziierung, Manipulation durch Unterstützung.«

Dr. Derrick Jelliffes Beschreibung der Beziehung zwischen Gesundheitsexpert:innen und den Milchkonzernen

Zu ihrer eigenen ewigen Schande hat die Türkische Nationale Pädiatrische Gesellschaft sowohl die Firma Danone als auch deren Kampagne unterstützt. Wir müssen uns fragen, wie sie es geschafft haben, türkische Kinderärzte und -ärztinnen dazu zu motivieren, wissenschaftlich bewiesene Erkenntnisse zu ignorieren und das Wohl von Kindern und ihren Müttern zu gefährden!

Die glückliche Ehe zwischen Gesundheitsfachleuten und den Säuglingsnahrungskonzernen blüht und gedeiht offenbar weiter.

Antworten zum Quiz auf Seite 77:

1. Das hängt davon ab, wo Sie leben: Großbritannien: 150 Liter; Australien: 500 Liter; USA: mehr als 570 Liter; Bangladesch: 46 Liter; Mosambik: 4 Liter. Das Spülen einer Toilette verbraucht etwa 15 bis 26 Liter pro Tag. Die für die Flaschenernährung absolut notwendige Hygiene (kochendes Wasser, häufiges Händewaschen, Sterilisieren aller Geräte) ist unmöglich, wenn man keinen Wasserhahn im Haus hat. In Ländern mit niedrigem und mittlerem Einkommen (ärmste und arme Länder) fehlt in einem Drittel aller Gesundheitseinrichtungen eine saubere, sichere Wasserquelle. Wasserbedingte Krankheiten beeinträchtigen in jedem Jahr mehr als 1,5 Milliarden Menschen.

2. Etwas über eine Milliarde (eine von sieben Milliarden) Menschen leben mehr als einen Kilometer von einer Wasserquelle entfernt. Frauen und Kinder sind die Wasserträger; sie tragen üblicherweise 20 Liter (20 kg) auf dem Kopf über

durchschnittlich 3,7 Meilen (in Afrika und Asien), manchmal bis zu sechs Stunden pro Tag.

3. Es verfügen mehr Menschen über ein Mobiltelefon (7 Milliarden) als über eine Toilette: 2,3 Milliarden Menschen haben keine sanitären Einrichtungen. Von den 2,7 Millionen Einwohnern des Bundesstaates Ekiti in Nigeria müssen 1,8 Millionen überall dort ihr Geschäft verrichten, wo sie eine Ecke finden. In Dhaka, Bangladesch (Großraum Dhaka, 17 Millionen Einwohner) teilen sich in einem Gebiet 40 Häuser (200 Menschen) eine Toilette. Dhaka hat nur ein einziges Klärwerk, und 80 % der festen Abfälle werden in die offene Kanalisation gekippt. London, Großbritannien (8,6 Millionen Einwohner) hat 350 Kläranlagen. Weltweit hat ein Drittel aller Schulen weder Toiletten noch Zugang zu sauberem Wasser und sanitären Einrichtungen. Aus diesem Grund fehlen Mädchen in der Schule während ihrer Menstruation.

4. 1,2 Milliarden Menschen haben keinen Zugang zu Elektrizität. Drei Milliarden Menschen kochen auf offenen Feuern oder Öfen, die mit Holz, Tierdung, Ernteabfällen oder Kohle befeuert werden. Die davon eingeatmeten Schmutzpartikel verursachen jährlich 4 Millionen frühe Todesfälle, darunter auch Kinder unter fünf Jahren. Der zusätzliche Brennstoff, der für die Zubereitung von Säuglingsnahrung benötigt wird, kann bis zur Hälfte des Haushaltseinkommens verbrauchen und gleichzeitig die tödliche Verschmutzung erhöhen.

5. Weltweit gibt es 1,4 Milliarden Haushaltskühlschränke oder gefriergeräte, und über 7 Milliarden Menschen, aber die reicheren Länder haben die meisten. In Peru besitzen nur 45 % der Haushalte einen Kühlschrank; in Indien sind es 27 %.

6. Jeder fünfte Mensch kann nicht lesen und schreiben, und die meisten von ihnen sind Frauen. In Pakistan liegt die Alphabetisierungsrate von Männern bei 69 % und die von Frauen bei 45 %, d. h. die meisten Männer können lesen und die meisten Frauen nicht. Für die Ernährung mit künstlicher Säuglingsnahrung ist die Alphabetisierung unverzichtbar. Die Anweisungen auf dem Etikett sind lebenswichtig. Häufig sind jedoch analphabetische Großmütter oder Dienstboten für die Flaschenfütterung des Babys verantwortlich.

7. Eine von zehn Personen mit einer Sehschwäche hat keinen Zugang zu Sehtests oder Brillen. Selbst wenn also jemand des Lesens und Schreibens mächtig ist, kann die Nahrung nicht so sicher wie möglich zubereitet werden, wenn eine Person die Wörter oder Piktogramme auf einem Etikett nicht sehen kann.

8. 400 Millionen Menschen haben keinen Zugang zu grundlegender Gesundheitsversorgung. In 37 Ländern bedeutet die Bezahlung einer notwendigen ärztlichen Behandlung Armut (d. h. nur noch zwei US$ zur Verfügung pro Tag) für 17 % der Bevölkerung. Jedes mit Kunstmilch ernährte Kind ist einem höheren Krankheitsrisiko ausgesetzt. Eine reiche Familie kann die Behandlung bezahlen, eine arme Familie kann an einem solchen Ereignis zerbrechen.

9. Mehr als 3,5 Milliarden Menschen, etwa die Hälfte der Menschheit, leben von 4 US-Dollar pro Tag oder weniger.

Quellen: BBC Radio 4: »A Dirty Little Secret« vom 2.4.2016, William Macaskill: »Doing Good Better«, FAO, The Economist, UNESCO, UNICEF, Vision Aid Overseas, Water Aid, WHO, 2016.

9

STERBEN FÜR DEN KODEX

»Nicht die Gier der Konzerne sollte die Zukunft ernähren, sondern die Mütter.«

Ines Fernandez, von IBFAN, Philippinen, in dem Film »Milk« der Regisseurin Noemí Weis

Wer regiert Ihr Land?

Die Gesundheitsexpert:innen und Aktivist:innen, die sich für die Verabschiedung des Kodexes eingesetzt hatten, schlossen sich unter dem Namen »International Baby Food Action Network«, kurz IBFAN, zusammen. War ihre Annahme, dass der Kodex das unethische Marketing stoppen könnte unrealistisch? Ich glaube das nicht. Regierungsspitzen schämen sich für die Sterberaten von Säuglingen, und kranke Kinder sind nicht gut für ein Land. Bei jeder Weltgesundheitsversammlung, bei der das Thema Säuglingsernährung diskutiert wird, halten die Gesundheitsminister:innen oder ihre Delegierten wohlfeile Reden über ihr Engagement zur Umsetzung des Kodexes. Das Ziel von IBFAN ist es, sie dabei zu unterstützen.

Wir können auf die letzten 35 Jahre zurückblicken und sehen, dass die Regierungen den Kodex mit unterschiedlichem Engagement und unterschiedlicher Effektivität umgesetzt haben. Brasilien ist dafür ein gutes Beispiel. Nestlé hatte sich dort Anfang des 20. Jahrhunderts auf dem Markt etabliert, und in den 1970er Jahren stillten brasilianische Mütter im Durchschnitt etwa zwei Monate lang. Säuglingskrankheiten waren weitverbreitet und die Sterblichkeitsrate der Kinder des Landes war hoch. Doch es gelang Brasilien, über mehrere Jahrzehnte hinweg durch weitreichende und kreative nationale Programme den Rückgang des Stillens umzukehren. Die Regulierung der Vermarktung der künstlichen Milch war ein zentraler Bestandteil dieser Strategie. Der brasilianische Kodex war einer der intelligentesten der Welt, und er wurde auch besser umgesetzt als in den meisten anderen Ländern. Im Jahr 2006 stillten die brasilianischen Mütter im Durchschnitt 14 Monate lang. Die Säuglingssterblichkeit sank innerhalb von 21 Jahren um 67 Prozent.[31]

Eine weitere beeindruckende Leistung ist die Initiative eines kleinen, armen Landes, das von einem blutigen Bürgerkrieg und tief verwurzelter Armut gezeichnet ist: Guatemala. Die guatemaltekische Regierung setzte den Kodex effektiv um, und er funktionierte gut. Der Rückgang des Stillens wurde umgekehrt, Infektionen, Unterernährung und Todesfälle wurden reduziert. Ein System von Warnungen, Geldstrafen und strafrechtlicher Verfolgung brachte die Seifenblase des Säuglingsnahrungsmarketings zum Platzen. Dann kam es jedoch dazu, dass sich die US-Firma Gerber weigerte, Babyfotos von ihren Etiketten zu entfernen. Solche Fotos auf den Etiketten waren nach dem Kodex illegal. Die Regierung des kleinen Landes unternahm rechtliche Schritte. Doch Gerber brachte die US-Regierung dazu, mit der Kündigung eines wichtigen Handelsabkommens zu drohen – ein Akt, der die fragile guatemaltekische Wirtschaft zerstört hätte. Der Richter entschied schließlich zugunsten von

Gerber. Das führte dazu, dass auch andere arme Länder vorsichtig wurden.

Die Philippinen

Was ist mit den größeren Ländern mit komplexen Problemen, oder »Herausforderungen«, wie die UN-Dokumente sie zurückhaltend nennen? Ein Beispiel sind die Philippinen, eine ehemalige US-Kolonie, die den Einfluss ihres früheren Kolonialherrn nie ganz abgeschüttelt hat. Globale Konzerne hatten eine größere Macht als die Regierung. Zu den hier vertretenen Säuglingsnahrungsgiganten gehörten Abbott, Fonterra, Mead Johnson, Nestlé und Wyeth. Eine Kultur der Korruption, die Niedriglohnwirtschaft und eine wachsende Bevölkerung*, das alles in Kombination mit einer relativ niedrigen Alphabetisierungsrate, machte die Philippinen zu einem attraktiven Ziel. Millionen von Menschen lebten in Slums, davon allein etwa die Hälfte der Einwohner der Hauptstadt Manila. Tausende lebten vom Müllsammeln. Der berüchtigte »Smokey Mountain« [Räucherberg], eine zwei Millionen Tonnen schwere Mülldeponie am Rande Manilas, war Wohn- und Arbeitsplatz für 30.000 Menschen. Die Bedingungen hier führten dazu, dass die Kunstnahrung für Babys zu einer tödlichen Gefahr wurde.

Bereits in den 1970er Jahren, noch bevor es den Kodex gab, riss die philippinische Kinderärztin Dr. Natividad Clavano (1932–2007) die Plakate der Milchfirmen ab, schloss die Gratisproben weg und forderte die Verkäufer:innen zum Verlassen ihres Krankenhauses auf. Sie sprach für viele, als sie erklärte: »*Wir haben die Firmen nicht aus Gleichgültigkeit an unsere Kinder kommen lassen, sondern weil uns die Konsequenzen nicht bewusst waren, die die Gewährung eines solchen Privilegs mit sich bringen würde.*«[32]

---

* Im Jahr 2006 betrug die Bevölkerung 87 Millionen, 2014 war sie auf 100 Millionen angestiegen.

Zwei Jahre später konnten die philippinischen Gesundheitsexpert:innen nicht mehr vorgeben, nicht zu wissen, welche Konsequenzen es hatte, den Unternehmen freie Hand zu lassen. Sie wussten nun, dass künstliche Babynahrung eine Schlüsselrolle bei Krankheit und Tod von Säuglingen spielt.

Sie sahen die schlaffe Haut dehydrierter Babys, sie sahen auch die mit Durchfall verschmutzten Windeln und Laken und die rasselnde, schnelle Atmung der Säuglinge mit Lungenentzündung. Sie registrierten die Todesfälle. Und sie hörten die Mütter weinen.

Die Regierung der Philippinen hatte 1981 begeistert den Kodex beschlossen. Der Gesundheitsminister wusste, dass ein funktionierender Kodex die Gesundheit verbessern und Leben retten würde. Es war unabdingbar, die Praktiken in den Krankenhäusern zu verändern, Mütter und Babys zusammen zu halten, die zur Routine gewordene Flaschenfütterung der Babys nach der Geburt zu stoppen und kostenlose Proben und Angebote künstlicher Milch zu verbieten. Man könnte meinen, dass es einfach wäre, den Unternehmen höflich zu sagen, dass man ihre »Wohltätigkeit« nicht braucht und dass sie sich so eine Menge Geld und Ärger ersparen können. Doch es war genau das Gegenteil: Die Firmen wehrten sich heftig und beriefen sich auf die Erlaubnis durch den Kodex. Eine Klausel, die ursprünglich mit Blick auf die Waisenhäuser formuliert worden war, erlaubte tatsächlich Spenden von Säuglingsmilch an Institutionen. Die Anwält:innen der Unternehmen behaupteten nun, dass Krankenhäuser als Institutionen zählten. Und ganz abgesehen von den rechtlichen Details – es drängt sich die Frage auf, warum ein Unternehmen sich dafür einsetzt, etwas verschenken zu dürfen?

Wenn ein Geschenk kein Geschenk ist

Gratislieferungen waren und sind eine traumhafte Marketingtaktik, und zwar so sehr, dass die Unternehmen Krankenhäuser mit Tausenden von Dollar bezahlten (bestachen?), damit sie diese annahmen, oft mit staatlicher Duldung. Die Firmen wissen, dass kostenlose Angebote von Ersatzmilch das Stillen sabotieren. Wenn eine Entbindungsstation mit mehr Säuglingsnahrung überhäuft wird, als sie je bräuchte, um jedes einzelne Neugeborene zu füttern, dann wird die Nahrung auch verwendet. Für eine überarbeitete und in Stillberatung nicht ausgebildete Krankenschwester, Ärztin oder Hebamme ist es wesentlich einfacher, einer weinenden Mutter eine Flasche in die Hand zu drücken, als die Ursache für das Problem zu ergründen. Gratisproben gewöhnen an die Nutzung des Angebots. Und wenn eine Mutter mit dem »Geschenk« einer Dose Kunstmilch nach Hause geht, »nur für den Fall«, dann wird ihr Selbstvertrauen untergraben.

In den wenigen ersten Tagen nach der Geburt kann ein Moment des Zweifels eine Mutter dazu bringen, zu dieser Dose Milchpulver zu greifen. Untersuchungen zeigen, dass die Mütter dann bei der Marke bleiben, die sie im Krankenhaus erhalten haben. Innerhalb von wenigen Wochen ist eine Mutter also praktisch eine eingefangene Kundin. Wenn diese Mutter wirklich die Absicht hatte, ihr Baby mit Kunstmilch zu ernähren, hat sie dazu keine vollständigen, unparteiischen Informationen erhalten. Außerdem wurde sie dazu verleitet, eine Marke zu verwenden, die den Anschein einer medizinischen Empfehlung hatte. Dies ist kein sicherer oder gut informierter Weg, um in die Flaschen-Ernährung einzusteigen.

Proben werden als Angebot verwendet, und Angebote werden als Proben verwendet. Doch es sind beide verboten, weil sie so viel Schaden anrichten. Die Regel lautet: Wenn Säuglingsmilch benötigt wird, muss die Spenderin oder der Spender eine kontinuierliche Versorgung garantieren, solange das Baby sie braucht, vielleicht für ein Jahr oder länger. Diese Regelung ist im Fall von Katastrophen und Notfällen von entscheidender Bedeutung, da ungeregelte und ungeprüfte Spenden von Säuglingsmilch eine ohnehin schon gefährliche Situation für das Überleben der Kinder noch verschlechtern.

Zurück zu den Philippinen

Es gab eine aktive IBFAN-Gruppe, engagierte Mitarbeiter:innen im Gesundheitsministerium (Department of Health DOH) und Gesundheitsfachleute, die den Kodex umsetzen wollten. Doch eine wachsende Bevölkerung mit einer hohen Geburtenrate war einfach ein zu fetter Köder für die Unternehmen. Diese waren fest entschlossen, den Kodex zum Scheitern zu bringen. Aufgrund ihres Einflusses auf die Regierung wurden die Unternehmen in den Entwurfsprozess des Kodex mit einbezogen. Und so war es nicht verwunderlich, dass öffentliche Werbung für künstliche Babymilch erlaubt wurde, wenn auch unter der Bedingung, dass diese von einem Komitee überprüft wird.

1992 motivierte der Start der UNICEF-Initiative »Babyfreundliches Krankenhaus« die Regierung dazu, ein Gesetz zum Stillen und Rooming-in einzuführen. Es ist schon erstaunlich, dass man überhaupt ein Gesetz braucht, um zu verhindern, dass Mütter und Babys bei der Geburt getrennt werden. Doch war die Industrie mit diesem Gesetz nicht einverstanden. Ihre Interessenvertretung* stellte es mit der Behauptung infrage, Rooming-in wäre gefährlich und würde zu mehr Infektionen führen. Durch die geschickte Beweisführung der DOH-Ärzte und -Ärztinnen des philippinischen Gesundheitssystems wurde das Gesetz am Ende beschlossen.

---

* Infant and Paediatric Nutrition Association of the Philippines (IPNAP).

Bis 2002 hatten die Philippinen in 1.047 Krankenhäusern babyfreundliche Praktiken eingeführt, sowie ein erfolgreiches System zur Stillberatung. Die Sterblichkeitsrate von Säuglingen sank, doch war das Komitee, das mit der Prüfung der Werbung betraut war, inzwischen zu einem Werkzeug der Unternehmen geworden. In den meisten Ländern verbotene Fernsehwerbung für Säuglingsanfangsnahrung zeigte schöne Mütter, die ihre properen Babys zu romantischer Musik mit der Flasche fütterten. Wenn die Musik verklungen war, murmelte eine monotone Stimme das Mantra »Stillen ist das Beste« und vermittelte damit die Botschaft, dass das Produkt gleichwertig mit der Muttermilch sei. Das aber war genau das, was durch den Kodex verhindert werden sollte. Im selben Jahr betonte eine neue internationale Initiative – die »WHO/UNICEF Global Strategy for Infant and Young Child Feeding«[33] – die Umsetzung des Kodex als *»Angelegenheit höchster Dringlichkeit«*.

Im Jahr 2007 waren die Akteur:innen erschöpft, der politische Wille verblasst und die Unternehmen hatten ihre Marketing-Taktiken verbessert. Der Film »Formula for Disaster«[34] zeigt Eltern, die vortragen, wie eine Säuglingsmilchmarke ein Baby intelligenter macht. Eine Handelsvertreterin erklärt, wie sie Ärzten und Ärztinnen mit Angeboten für Reisen und Unterkünften für Konferenzen sowie mit zusätzlichen Geschenken versorgt. All dies sind illegale Handlungen. Die Unternehmen gaben pro Jahr 100 Millionen US-Dollar für Werbung aus, im Vertrauen darauf, dass nur wenige Politiker:innen es wagen würden, sich ihnen in den Weg zu stellen. Die Slums gab es immer noch, ein Drittel der Bevölkerung lebte von weniger als 1 US-Dollar pro Tag, und eine Dose Säuglingsmilch kostete etwa 6 US-Dollar.

Das philippinische Gesundheitsministerium (DOH) erließ Umsetzungsregeln für den Kodex. Die philippinische Interessenvertretung für Säuglingsnahrung reichte vor dem Obersten Gerichtshof der Philippinen eine einstweilige Verfügung ein.

Der Richter wies diese ab, mit der Begründung: *»Die für die Verfassung Verantwortlichen waren sich sehr wohl bewusst, dass der Handel zum Wohle der Allgemeinheit einer gewissen Form der Regulierung unterworfen werden muss. Das öffentliche Interesse muss über die Geschäftsinteressen gestellt werden.«* Sowohl die WHO als auch UNICEF begrüßten diese Entscheidung öffentlich.

Daraufhin schrieb Thomas Donahue, Präsident der US-Handelskammer*, an die philippinische Präsidentin Gloria Arroyo und warnte sie vor *»dem Risiko für den Ruf der Philippinen als stabilen und zuverlässigen Investitionsstandort«*, wenn *»die Entscheidung über die Regulierung nicht erneut überprüft würde«*. Vier Tage später hob der Oberste Gerichtshof seine Entscheidung auf. Die Trennung von Legislative und Regierung ist in den Verfassungen sowohl der USA als auch der Philippinen verankert.

Öffentlicher Protest kam von innerhalb und außerhalb des Landes, mit Unterstützung von Vertreter:innen der WHO und von UNICEF, die in der Pflicht standen, die Umsetzung des Kodex zu unterstützen. Plötzlich wurden die bisherigen Vertreter:innen, sowohl der WHO als auch von UNICEF auf Positionen in anderen Ländern »befördert«. Das philippinische Gesundheitsministerium beauftragte den hochrangigen Regierungsanwalt Nestor J. Ballocillo, die Entscheidung des Obersten Gerichtshofs anzufechten. Kurz darauf wurden sowohl Ballocillo als auch sein 21-jähriger Sohn auf der Straße in der Nähe ihres Hauses erschossen. Niemand wurde jemals wegen dieser Morde angeklagt.

Ich beobachte diese Kämpfe schon fast mein ganzes Leben lang, und mir fällt auf, dass es sich nicht um einen Kampf zwischen Heiligen und Teufeln handelt. Es handelt sich vielmehr

---

* Er ist noch immer Präsident der US-Handelskammer (USCC), während ich dies im Jahr 2016 schreibe.

um einen zweckbedingten Konflikt zwischen den Interessen des Gemeinwohls und den Profitinteressen der Unternehmen. Wollen wir, dass Unternehmen ohne demokratische Legitimation die Entscheidungen, die Politik und die Handlungen unserer gewählten Regierungen und der UNO kontrollieren?

Was mich beeindruckt, ist der Mut von Einzelpersonen, die so viel riskieren, sogar ihr Leben, um das Richtige zu tun.

Hier ist der Bericht eines Nestlé-Mitarbeiters, der dafür bezahlen musste, sich moralisch zu verhalten.

Die Geschichte des Vertreters

Der 24-jährige Syed Aamir Raza war begeistert, als er 1994 als Vertreter bei Nestlé Pakistan angestellt wurde. Seine Aufgabe bestand darin, für Säuglingsnahrungsprodukte zu werben und den Umsatz zu steigern. Er erhielt ein nagelneues Motorrad, um seine Geschäfte zu erledigen. Vom Kodex hatte er noch nie etwas gehört, und auch in seiner Ausbildung war davon keine Rede gewesen. Er erhielt die Anweisung, vor einem Verkaufsgespräch kurz einmal »die Brust ist das Beste« zu sagen und dann sofort dazu überzugehen, den Müttern kostenlose Cerelac*-Proben zu verteilen und über das Sortiment an Säuglingsnahrung zu sprechen.

Ihm stand eine festgelegte Summe für Geschenke an medizinische Fachkräfte wie Flugtickets oder Parfüm zur Verfügung. Einige Ärzte und Ärztinnen fragten nach mehr. Als einer von ihnen um eine Klimaanlage bat, fragte Aamir seinen Vorgesetzten. Dieser sagte: *»Okay, aber der Verkaufsumsatz von Nan und AL100** sollte steigen!«* 1996 schuf die Firma Nestlé ihre eigene »Charta«, eine firmeneigene, eher schwammige Version des

---

* Cerelac ist eine getreidebasierte Beikost für Babys.

** Markennamen von Nestlé-Babymilch.

Kodex, und Aamir erhielt sein persönliches Exemplar.* Er las es und war überrascht: In der »Charta« wurde behauptet, dass Nestlé keine Geschenke an Ärzte oder Ärztinnen macht, keine Mütter kontaktiert und keine Verkaufsanreizsysteme einsetzt.

Einige Monate später wartete Aamir auf ein Gespräch mit einem Kinderarzt, Dr. Diamond Emmanuel. Sie waren Freunde geworden, obwohl der Arzt alle angebotenen Geschenke ablehnte. Diamond kam mit ernster Miene; er hatte soeben einer Mutter und einem Vater mitteilen müssen, dass ihr Baby gestorben war. *»Warum ist das Kind gestorben?«*, fragte Aamir. *»Wegen Leuten wie dir«*, erwiderte Diamond. Aamir war fassungslos, und als er das Büro verließ, sah und hörte er die trauernden Eltern.

Obwohl er Frau und Kinder zu versorgen hatte, kündigte Aamir seinen Job und gab das Motorrad zurück. Er bewahrte Kopien aller Dokumente auf, die die Wahrheit über die Verkaufspraktiken belegten. Sein nächster Schritt zeugte von großem Mut und großer Gutgläubigkeit. Mit der Hilfe seines Vaters verfasste er eine »Legal Notice« und schickte 80 Seiten erdrückender Beweisdokumente an Nestlé Pakistan. In diesem Schriftstück forderte er das Unternehmen auf, *»alle seine Säuglingsprodukte vom pakistanischen Markt zurückzuziehen«* und *»den Dienst der Mitarbeiter:innen, die an den unprofessionellen und unethischen Praktiken beteiligt waren, innerhalb von 15 Tagen zu beenden«*.

Jedes Mal, wenn ich diese Worte lese, könnte ich weinen. Ich muss dann an eine Gazelle denken, die zum Trinken zu einer Wasserstelle läuft, an der die Krokodile warten. Viele moderne Davids machen sich vor den modernen Goliaths aus dem Staub, aber Aamir war ein wahrer David.

---

* Nestlé veröffentlichte diese »Charta« als Teil seiner Kampagne, um die Kirche von England davon zu überzeugen, ihren Boykott aufzugeben.

Er informierte die WHO Pakistan über die Verstöße gegen den Kodex, die ihm sagten, sie könnten nichts tun, da ihre Funktion nur eine beratende sei. Doch was dann kam war noch schlimmer: Ohne seine Erlaubnis leitete sie Aamirs Brief an den District Health Officer weiter, und schon bald erlangte Nestlé Kenntnis von der Tatsache, dass Aamir die WHO informiert hatte. Zu diesem Zeitpunkt hatte Aamir bereits zur Beweissammlung der IBFAN-Gruppe in Pakistan beigetragen. Diese Gruppe verfügte über Zeugenaussagen, in denen die Missachtung des Kodex durch die Firma Nestlé und andere Unternehmen beschrieben wurde. Von da an wurde das Leben für alle Beteiligten sehr schwierig. Es wurden Schüsse auf Aamirs Haus abgefeuert und er erhielt Morddrohungen. Seine Familie verließ die Stadt und er selbst floh aus dem Land. Er wurde ein Flüchtling und lebte sieben Jahre lang von seiner Familie getrennt. Als seine Eltern starben, konnte nicht einmal zu ihren Beerdigungen zurückkehren. Schließlich konnten seine Frau und seine Kinder wieder mit ihm zusammenkommen.

Im Jahr 2014 wurde Aamirs Geschichte in dem Film »Tigers« von dem Oscar-prämierten Regisseur Danis Tanovich erzählt. Ich kann diesen Film nur empfehlen (siehe Link am Ende des Buches).

10

PREIS-LEISTUNGS-VERHÄLTNIS

»Gleichberechtigung für Frauen erfordert eine Veränderung in der menschlichen Psyche … Das bedeutet, dass wir die Elternschaft genauso wertschätzen müssen wie das Bankgeschäft.«

Polly Toynbee, britische Journalistin

Wer macht die Arbeit?

Frauen waren schon immer wirtschaftlich aktiv. Während der meisten Zeit der menschlichen Existenz waren sie die Hauptlieferanten von Nahrung … die Ernährerinnen.* Keine Sammle-

* Forscher:innen haben herausgefunden, dass in den meisten Menschengruppen Frauen eine Vielfalt von Nahrungsmitteln sammelten oder auf Nahrungssuche gingen und kleine Tiere fingen, wodurch sie weit mehr an täglichen Nährstoffen beisteuerten als die »Großwild«-Jagden, die meist von den Männern unternommen wurden. Als sich der Ackerbau entwickelte, übernahmen Frauen den Großteil der Arbeit, wie sie es auch heute noch in weiten Teilen der Welt tun.

rin oder Jägerin, wie es die meisten Menschen waren, die je gelebt haben, auch keine Bäuerin hätte mit dem Stillen aufgehört, nur weil sie arbeitete. Das Stillen war genauso wichtig wie das Sammeln von Früchten, Blättern, Kleintieren, Meeresfrüchten oder der Ernte von Körnern und Wurzeln. Bis die Industrialisierung unser Leben veränderte, gab es kaum eine Trennung zwischen Arbeit und Haushalt, zwischen dem Broterwerb und dem »häuslichen« Leben; die verschiedenen Aufgaben wurden geschickt ineinander verzahnt.

Die Arbeitsteilung nach Geschlecht variierte im Laufe der Zeit und zwischen Gesellschaften, Kasten und Klassen. Ein Beobachter des englischen Landlebens im 18. Jahrhundert schrieb: *»An den langen Winterabenden schustert der Mann Schuhe, flickt die Kleidung der Familie und kümmert sich um die Kinder, während die Frau spinnt.«*[35] Ein Jahrhundert später arbeiteten sowohl Männer als auch Frauen lange Stunden an Maschinen in lauten, gefährlichen Fabriken, ohne sich um ihre Kinder kümmern zu können. Sie hatten keine andere Wahl, denn die landwirtschaftliche Produktion war zu dieser Zeit in den Hintergrund getreten. Die Spinnerin zu Hause konnte eine Pause einlegen, um ihr Baby zu füttern, aber sie konnte keine Maschine anhalten oder sich dem Fabrikherrn widersetzen. Ganz gleich, ob im Haus oder außerhalb des Hauses, die Industrialisierung erhöhte die Arbeitsbelastung der Frauen, und die Verzahnung von Kinderbetreuung und Arbeit entglitt ihnen.

Damit einhergehend berücksichtigte die britische Volkszählung von 1881 in der Kategorie der produktiven Arbeit die Hausarbeit der Frauen nicht mehr. Bis dahin waren 98 % der Frauen als wirtschaftlich aktiv erfasst worden. Nach 1881 wurden nur noch 42 Prozent der Frauen offiziell als zur Wirtschaft beitragend erfasst. Auch im 21. Jahrhundert herrschen in reichen als auch in armen Gesellschaften gleichermaßen immer noch große Vorurteile und ein Durcheinander in der Wahrnehmung über den wirtschaftlichen Beitrag, den Frauen leisten.

Für wen ist die Wirtschaft da?

Wenn eine Mutter Säuglingsmilch und Flaschen kauft, fließt das Geld von ihrer Tasche in die des Herstellers. Sogar die Ersatzmilchindustrie erkennt die Überlegenheit der Muttermilch und ihrer Verabreichungsmethode an, warum also sind deren Produzentinnen ärmer als die Hersteller des minderwertigen Produkts? Carolyn Campbell hat die Leugnung des wirtschaftlichen Wertes von Muttermilch folgendermaßen zusammengefasst:

»Die Diskussion, ob Muttermilch die ideale Säuglingsnahrung ist oder nicht, ist, als würde man fragen, ob die Nieren das ideale Mittel sind, um Abfallstoffe aus dem Körper zu entfernen, und vorschlagen, dass Dialysegeräte die menschlichen Nieren ersetzen sollten. Menschliche Muttermilch ist darum so umstritten, weil sie ein kostbares Produkt ist. Produziert von der Familie für den Konsum innerhalb der Familie und – zumindest bis heute – der kapitalistischen Marktkontrolle völlig entzogen. Die Produktion für den ausschließlichen Eigenbedarf steht im Widerspruch zu den Bedürfnissen des Kapitals. Denn um effektiv zu sein, muss das Kapital den Markt bedienen und wissen, wie viele Waren von Menschen gebraucht oder »gewünscht« werden. Ohne eine Warenproduktion und -verteilung über den Markt gibt es keinen Mehrwertgewinn, sprich keinen Profit.«[36]

Es gab Versuche, gespendete Muttermilch zu Ware zu machen und daraus Profit zu schlagen. Damit wurde der entscheidende Faktor verfehlt. Denn Stillen bedeutet weit mehr als nur die Übertragung von Muttermilch. Stillen ist eine Beziehung zwischen zwei Menschen.

Wirtschaftliche Strukturen sollen das menschliche Leben verbessern. Gegenwärtig leben wir in einer Welt, in der Menschen dafür existieren, dem zu dienen, was als »die Wirtschaft« bezeichnet wird; jedoch dient die Wirtschaft den meisten Menschen nicht. Bis Ende 2009 wurden 14 Billionen US-

Dollar an Geldern der westlichen Regierungen zur Rettung von scheiternden Banken verwendet.[37] Bis Ende 2011 wurden mindestens 5 Milliarden US-Dollar dieser Steuergelder dazu verwendet, die millionenschweren Boni von 5.000 einzelnen Börsenhändlern und Bankern zu bezahlen.[38] Zweieinhalb Milliarden Menschen verfügen nicht einmal über ein Bankkonto.[39] Unser globales System schätzt es hoch, Geld um des Geldes willen zu verdienen. Das Stillen ist eine Kapitalanlage. Doch wo sind die Boni für die Frauen?

Natürliches Kapital

In den 1970er Jahren lehnte die Welternährungskonferenz den Vorschlag Norwegens ab, menschliche Muttermilch in die Statistik der weltweiten Nahrungsmittelproduktion aufzunehmen. Ich habe nicht herausgefunden, aus welchem Grund dies erfolgte. Aber vielleicht konnten die Wissenschaftler:innen, die es gewohnt waren, sich mit den Erträgen der Reisernte und dem Zählen von Traktoren zu beschäftigen, einfach nicht mit etwas so … Weiblichem umgehen? Fast 50 Jahre später vermittelt ein wichtiger Überblick[40] über die weltweite Nahrungsmittelproduktion die eindringliche Botschaft, dass 30 bis 50 Prozent (1 bis 2 Milliarden Tonnen) aller auf diesem Planeten produzierten Nahrungsmittel verloren gehen, bevor sie den menschlichen Magen erreichen. Muttermilch wird in diesem Zusammenhang nie erwähnt, obwohl ihre Unterdrückung auf der ganzen Welt Teil dieser Verschwendung ist.

Würde Stillen weggelassen, würden ganze Gesellschaften zusammenbrechen. Eine Studie wies nach, dass in acht westafrikanischen Ländern Mütter jährlich schätzungsweise eine Milliarde Liter Muttermilch zur Nahrungsmittelversorgung ihrer Nationen beitragen. Der Ersatz durch künstliche Nahrung würde jährlich 412 US-Dollar pro Säugling kosten, das ist mehr als 1 US-Dollar pro Tag in einer Region, in der die meisten Familien von weniger als 1 US-Dollar pro Tag leben.[41] Die daraus resultierenden Gesundheitskosten würden alle öffentlichen Mittel aufzehren, und Sterberaten von Säuglingen und Kleinkindern würden in die Höhe schnellen. Hierin liegt eine primäre Ressource. Wenn die Finanzgurus Regierungen überreden könnten (und solche Überredung ist ihr Geschäft), eine Form der Bezahlung für den Beitrag der Mütter zur öffentlichen Gesundheit bereitzustellen, dann würde dieses Geld in den allgemeinen wirtschaftlichen Kreislauf zurückfließen.

Bargeldtransfers funktionieren. In Äthiopien wurden im Rahmen des Productive Safety Nets Programme (PSNP) 7,2 Millionen Menschen mit 30 Birr (3,50 US-Dollar) pro Kopf und Monat versorgt. Die Mütter gaben das Geld für nahrhafte lokale Lebensmittel, Seife, Kinderkleidung und Gesundheitsvorsorge aus. Im Allgemeinen gehen Frauen klüger mit Geld um als Männer. Mikrokreditsysteme, bei denen Banken und Regierungen armen Frauen Kleinkredite zur Verfügung stellen, damit sie einkommensgenerierende Kleinunternehmen gründen können, haben sich als überaus erfolgreich erwiesen. Frauen zahlen Kredite zuverlässiger zurück als übliche Geschäftsleute.

Jedoch haben internationale Finanzinstitutionen wie die Weltbank und der Internationale Währungsfonds (IWF) die Länder zu einer Politik gedrängt, die einen Großteil des wirtschaftlichen Beitrags von Frauen ausblendet und leugnet.

1997 bot die Weltbank Mazedonien einen 20-Millionen-Dollar-Kredit an, damit es sein primäres Gesundheitssystem reformieren konnte; allerdings, unter der Bedingung, dass der Mutterschaftsurlaub von neun auf drei Monate reduziert würde. Dankenswerterweise wies UNICEF auf die erhöhten Gesundheitskosten hin, die entstehen, wenn Frauen frühzeitig mit dem Stillen aufhören, und diese Bedingung wurde daraufhin fallengelassen. Die Weltbank hatte Frauen, die stillen und sich um ihre eigenen Babys kümmern, nicht als Investition betrachtet, auch wenn dadurch Millionen an Gesundheits- und Sozialkosten eingespart werden können.

Regierungen und kommerzielle Unternehmen »investieren« Milliarden in teure neue Technologie – Straßen, Brücken, Flughäfen, Dämme oder Kraftwerke – »zum Wohle der Gesellschaft«. Unsichtbar bleibt dabei die entscheidende primäre Investition, die das Stillen und Bemuttern für die emotionale, körperliche und geistige Gesundheit aller Menschen leistet.

Absurde Buchhaltung

Die neuseeländische Ökonomin Marilyn Waring war 1988 eine der Ersten, die die Negierung des Beitrags von Frauen zur Weltwirtschaft hinterfragte.[42] Das UN System of National Accounts (UNSNA), die weltweit etablierte Methode zur Bewertung der wirtschaftlichen »Gesundheit«, schloss entscheidende produktive Aktivitäten einfach aus. Häusliche Nahrungsmittelproduktion, Umweltschutz, Pflege von Kindern, alten, kranken oder behinderten Verwandten, Hausarbeit, Nachbarschaftshilfe und all die vielfältigen Aufgaben, die meistens Frauen erledigen, zählten im UNSNA-System nicht. Die Herstellung von Waffen, Umweltverschmutzung (z. B. der Handel mit Kohlendioxid oder der Bau eines Kohlekraftwerks) und sogar der Verdienst eines Zuhälters zählten jedoch durchaus (in den nationalen Systemen wird auch das zirkulierende Geld aus der sogenannten »Schattenwirtschaft« erfasst). Jede offiziell erfasste Aktivität, die der Erde schadet, wird als Nutzen für die »Gesundheit« der Wirtschaft angesehen, doch die Fürsorge um ein neugeborenes menschliches Wesen wird als Ausgabe und nicht als Gewinn betrachtet, es sei denn, es werden Produkte für dieses Wesen gekauft.

Nach den vorherrschenden ökonomischen Doktrinen wird die Wirtschaft Brasiliens, sobald der Amazonas vollständig »entwickelt« ist, das Neidobjekt der Welt sein. Doch wird es dann eine Welt sein, in der Menschen nicht leben können.

»Den Regenwald zu zerstören, um wirtschaftlichen Gewinn zu erzielen ist so, als würde man ein Renaissance-Gemälde verbrennen, um eine Mahlzeit zu kochen.«
E. O. Wilson, Biologe

Stillende Ökonomie

In einer von Geld besessenen Welt fühle ich mich ein wenig unwohl bei der ökonomischen Bewertung des Stillens, aber das ist eine Sprache, die die Mächtigen verstehen. Wie die australischen Wirtschaftswissenschaftlerinnen Julie Smith und Lindy Ingham erklären: *»Während einige es als anstößig empfinden mögen, die Muttermilch mit einem Preisschild zu versehen, suggeriert das Fehlen eines Preisschildes, dass diese keinen Wert hat.«*[43]

1993 wurden die internationalen Rechnungslegungsrichtlinien des UNSNA überarbeitet, um einen Teil der unbezahlten Arbeit in Haushalten zu berücksichtigen. Diese wurden als UN System of National Accounting 93 (SNA93) bezeichnet. Australien nahm das Regelwerk von SNA93 auf. Ein Wirtschaftsprüfer des Landes kommentierte, dass das Ignorieren unbezahlter Tätigkeiten im Haushalt keine Frage des ökonomischen Prinzips gewesen, sondern lediglich aus Zweckmäßigkeit erfolgt sei. Mit anderen Worten: Es war einfach zu mühsam, alles auszurechnen. Mir geht es mit meinen Steuererklärungen ähnlich, aber ich werde bestraft, wenn ich sie nicht mache. Es scheint, als dürften die Ökonom:innen der Regierung die kniffligen Teile einfach weglassen.

Inzwischen wird in Australien der Wert von selbst produziertem Obst, Gemüse und Fleisch, sowie der von Eiern, Bier und Wein, in das Bruttoinlandsprodukt (BIP) mit einbezogen. Im Jahr 1997 belief sich die gesamte Heimproduktion auf 1 Milliarde australischer Dollar. Diese Produktion umfasst sowohl Dienstleistungen als auch Waren. Australische Ökonom:innen empfahlen, den Wert der unbezahlten Dienstleistungsarbeit, wie z. B. Kinderbetreuung, Hausarbeit und Freiwilligenarbeit, in der Berechnung zu berücksichtigen.

Getan wird dies, (Ökonom:innen lieben ein komplexes System, auch wenn es den Rest von uns eher abschreckt), indem man diese Werte in sogenannte »Satellitenkonten« packt. Diese Konten werden getrennt von der zentralen Volkswirtschaftlichen Gesamtrechnung geführt, sind jedoch mit dieser konsistent, stehen also in Zusammenhang mit ihr. Die zentrale Volkswirtschaftliche Gesamtrechnung enthält dabei alle Markttransaktionen (kommerzielle Verkäufe und Dienstleistungen). Ich bin mir nicht sicher, ob ich das richtig verstehe, aber ich sehe das so: »Wir haben ein ausgeklügeltes Bankkontensystem, aber Ihr seid uns nicht wichtig genug, um es zu benutzen. Wir können aber die Münzen in Eurem Sparschwein schätzen, und wir werden sie regelmäßig zählen und ihre Existenz beglaubigen.« Natürlich ist klar, dass eines der Motive für die Einführung der Satellitenkonten darin bestand, Steuern einzutreiben. Aber auch dann ist es ein Schritt in die richtige Richtung, was die Anerkennung der unsichtbaren Arbeit angeht, die Menschen, insbesondere Frauen, leisten.

Dennoch sind weder Umwelt- noch Humankapital in den nationalen Bilanzen enthalten. Bevor etwas einen Wert haben kann muss es in irgendeiner Weise »verarbeitet« worden sein, es muss also produziert werden. Doch der Wert der reproduktiven Arbeit – d. h. der des Gebärens, Stillens und der ständigen Zuwendung, die alle Babys brauchen – wird von den Buchhalter:innen und Ökonom:innen ignoriert.

Die meisten Studien berechneten den Wert der Muttermilch, indem sie sie mit dem Wert von künstlicher Milch verglichen, aber dieser Vergleich hinkt. Es ist so, als würde man einen Mahagoniwald mit einer Topfpflanze vergleichen.

Smith und Ingham untersuchten daher verschiedene Methoden, um das Stillen in wirtschaftlicher Hinsicht zu bewerten, aber die Methode, die ich persönlich für die beste halte, ist die Schätzung des Kapitalvermögens einer Nation.

Denken Sie an eine natürliche Ressource wie Öl, Gas oder eine Goldmine, eine qualifizierte und intelligente Belegschaft oder ein großes Telekommunikationsunternehmen. Das alles macht ein Land zu einem reichen Land. Die beiden australischen Ökonominnen berechneten den kapitalisierten Wert des Stillens in ihrem eigenen Land auf etwa 37 Milliarden A$. Dies war vergleichbar mit dem Wert des riesigen australischen Telekommunikationsunternehmens Telstra, das zum Zeitpunkt der Veröffentlichung ihrer Arbeit mit 30 Mrd. A$ bewertet wurde. Es übertraf bei Weitem den Wert der Viehzucht (17,9 Milliarden A$) und den der Plantagenwälder (4,5 Milliarden A$).

Wenn australische Frauen dabei unterstützt würden, optimal zu stillen, würde der Wert des Stillens und der menschlichen Milchproduktion 100 Milliarden A$ betragen. Das ist das Dreifache des derzeitigen Wertes und auch der dreifache Wert von Telstra. Der Wahnwitz des konventionellen Buchhaltungssystems bestand darin, dass Australien reicher erschien, als das Stillen im Laufe der Jahrzehnte zurückging. Immer, wenn das Stillen zunimmt und die Verkäufe von Säuglingsmilch und Flaschen nachlassen, verzeichnet die Buchhaltung dies in ihrem System als einen Rückgang der Wirtschaftsleistung. Ein Irrwitz.

Die neueste Forschung[44] über die wirtschaftlichen Auswirkungen des Stillens zeigt, dass optimale Stillraten die Menschen in die Lage versetzen würden, ihr angeborenes Potenzial zu erreichen, und zwar sowohl in Bezug auf Gesundheit als auch auf Intelligenz. Eine Steigerung des natürlichen Kapitals wäre die Folge.

Damit es zählt

Die Größe einer Familie korreliert mit Bildung und Gleichberechtigung der Frau.

Wenn Frauen die Möglichkeit haben, sich an lohnenden und geachteten Beschäftigungen zu beteiligen, übernehmen sie die Kontrolle über ihr reproduktives Leben. Das Fünfte Nachhaltige Entwicklungsziel der UN ist, die Gleichstellung der Geschlechter und die Bestärkung aller Frauen und Mädchen. Das bedeutet zunehmende Beteiligung von Frauen in Bildung, dem Arbeitsmarkt und der Politik. Das ist auch richtig so. Was angesprochen werden muss, ist die Frage, ob die Einbeziehung von Frauen in den Arbeitsmarkt ohne eine gut geplante und finanziell unterstützte Vorsorge für das Stillen und die mütterliche Fürsorge dazu führt, dass es mehr Trennung von den Babys, weniger Stillen und mehr Ausbeutung schlecht bezahlter Kinderbetreuer:innen geben wird.

Wenn Stillen und mütterliche Sorge ökonomisch wertgeschätzt und unterstützt würden, wären Mütter möglicherweise selbstbewusster und weniger ambivalent in Bezug auf das Stillen. Sheila Kitzinger erklärte, dass der einzige Grund, warum eine Frau nicht stillen sollte, der sei, dass diese es nicht wolle. Kitzinger hatte dabei die Vision einer Welt vor Augen, in der alle Mitarbeiter:innen des Gesundheitswesens angemessen ausgebildet sind und die Lügen der kommerziellen Werbung ein Ende haben. Sie sah eine Zukunft, in der Frauen sich darauf verlassen könnten, mit Selbstvertrauen und ohne körperliche, emotionale oder wirtschaftliche Schmerzen zu stillen.

11

DIE ARBEIT DER FRAUEN

»Wie schwer ist das Leben,
das die Dienerin führt.«

W. B. Yeats (1865–1939), irischer Dichter

Das Leben der Maria zählt nicht

Maria und ihr Mann José leben in ihrem Holzhaus mit Lehmboden und zwei Zimmern in einer abgelegenen Region von Guatemala. Das Haus steht auf einem Stück Land von etwa einem Drittel Hektar Größe, und ist etwa fünf Stunden Fußmarsch von der nächstgelegenen, unbefestigten Straße entfernt. Außerhalb des Hauses haben sie einen Wasserhahn mit Quellwasser und eine gut gewartete Latrine. Sie haben acht gesunde Kinder großgezogen (der Älteste ist 27), die alle, jeweils nur mit der Hilfe von José, zu Hause geboren wurden. Alle Kinder wurden zwei oder drei Jahre lang gestillt. Maria und José ernähren ihre Familie ausschließlich aus eigener Arbeit mit Mais und Bohnen aus dem kommunalen Anbaugebiet. Rund um ihr

Haus ziehen sie Gemüse und Obst, und halten Hühner, Truthähne und ein Schwein. Es gibt Fische in einem kleinen Teich und zwei Kaffeesträucher. Sie sammeln wilde Nahrungsmittel wie Flussschnecken und Honig aus einem halbwilden Bienenstock. Das lokale Haupterzeugnis ist Kardamom, und wenn die Weltmarktpreise dafür steigen, steigt auch ihr Bareinkommen. Alles Geld wird für Zucker, Seife, Kerzen, Kleidung und – wenn möglich – die Ausbildung ihrer Kinder ausgegeben. Vom Geldwert her sind sie sehr arm, aber die Familie hungert nicht.

Maria, die Analphabetin ist, wurde in ihren Vierzigern von ihrer Gemeinde ausgewählt, den von der Regierung geförderten Ausbildungskurs zur Geburtshelferin zu absolvieren. Seitdem hat sie 19 Frauen durch die Geburt begleitet. Ausschließliches Stillen ist die Norm und Probleme dabei sind unbekannt. Allen 19 Müttern und Babys ging es gut, bis auf ein einziges Baby. Dieses starb im Alter von drei Wochen, nachdem es mit seiner Mutter ins nächstgelegene Krankenhaus geflogen worden war. Der einzige Notfalltransport ist ein Kleinflugzeug, das dem örtlichen »Drogen-Baron« gehört.

Maria und José sind in ihrer Gemeinde sehr geachtet. Marias Fähigkeiten und Kenntnisse machen sie zu einer der produktivsten Frauen, die ich je getroffen habe, und sicherlich zu einer, deren »ökologischer Fußabdruck« gleich Null ist. Gleichwohl bleibt ihr herausragender Beitrag für die Gesellschaft unsichtbar, denn alles, was sie tut, wird nicht gezählt. Das Land, das ihre Gemeinde bewirtschaftet, gehört einem US-Bürger. Wenn er beschließt, es für die Viehzucht zu nutzen, die Ökonom:innen als die Profitquelle schlechthin erachten, würde das ganze Dorf Ernährungshilfe benötigen oder hungern. Die lokalen Wasserquellen würden verschmutzt werden (Rinder verursachen Wasserverschmutzung und Krankheiten), die Abholzung von Bäumen für Weideflächen würde das Mikroklima schädigen und Überschwemmungen und Erdrutsche auslösen. Gleichwohl wird jeder verkaufte Liter Milch und jedes verkaufte Stück Fleisch in Guatemalas volkswirtschaftlicher Gesamtrechnung als wirtschaftlicher Fortschritt gewertet.

Maria arbeitet hart, doch sie ist eine ausgeglichene, ruhige Frau. Nach dem Abendessen im kerzenbeleuchteten Haus kuschelt sie sich an ihren sechsjährigen Sohn (ihr jüngstes und letztes Kind), bis er eingeschlafen ist. Wir unterhalten uns von Zeit zu Zeit, aber alles ist friedlich. Während ihrer 20 Jahre, in denen sie schwanger war oder gestillt hat, brauchte sie nie ein Stillkissen, eine Milchpumpe, eine DVD, ein Buch oder ein YouTube-Video. Sie verrichtete ihre täglichen Aufgaben, ohne jemals das Gefühl gehabt zu haben, dass sie etwas Besonderes tut. Obwohl es ihr nicht bewusst ist, hat sie ein geringes Risiko für Brust- und Eierstockkrebs. Ihre Kinder sind höflich und intelligent und beteiligen sich fröhlich an den Familienpflichten: abends das Schwein und die Ferkel einsperren, Fische im Teich fangen, Bohnen schälen und Tortillas machen. Das Leben von Maria und José ist gekennzeichnet von harter Arbeit und voller Würde, und bildet einen großen Beitrag zur Gesundheit und Ökologie ihrer Gemeinde und ihres Landes. Doch diese Leben zählen nicht. Nur ihr monetärer Anteil am Kardamom-Verkauf (oder dann, wenn José etwas Lohnarbeit leistet) und das Geld, das sie für Kerzen, Zucker oder Seife ausgeben, bedeuten für die Ökonom:innen etwas. Wenn sich die Wirtschaft »verbessert«, heißt das, der kleine Laden verkauft mehr Softdrinks und industriell verarbeitete Lebensmittel, was dann wiederum zu den wachsenden Problemen der Fettleibigkeit beiträgt, die bereits in Guatemalas städtischen Gebieten zu beobachten sind.

Zur gleichen Zeit hält der lokale »Drogen-Baron«, der in seiner Villa auf der anderen Seite des Berges lebt, eigenes Vieh, beschäftigt Personal und kauft Möbel und Luxusartikel. Sein Beitrag zählt.

Frauenfreundlich?

Fast jede traditionelle Gesellschaft verfügte über irgendein System der Entlastung und Unterstützung für neue Mütter. Familie und Nachbar:innen übernahmen die Pflichten der Frau, brachten ihr Essen und pflegten sie, wenn sie ein Kind bekam und neu mit dem Stillen begann. Einige Arbeitgeber:innen akzeptierten familiäre Arbeitsteilung. Bei ihnen konnte ein Verwandter oder eine Verwandte eine Mutter vorübergehend ersetzen, wenn sie ein neues Kind bekam. Dies ist nach wie vor üblich unter Teepflückerinnen in Bangladesch.

Vor über einem Jahrhundert, im Jahr 1919, schuf die Internationale Arbeitsorganisation (ILO) die erste internationale Konvention über Mutterschaftsurlaub und Stillpausen für alle Frauen. Die ILO, heute Teil der UNO, legte Mindeststandards fest, die bis heute gelten. Im 21. Jahrhundert sind in vielen Ländern Rechte für formell Beschäftigte festgelegt. Aber das hat keine Bedeutung für die Mehrheit der Frauen, die in inoffiziellen und jederzeit kündbaren Gelegenheitsjobs arbeiten. Selbst wenn sie ihre Rechte kennen, können oder wagen sie es nicht, diese einzufordern.

Frauen machen die Hälfte des weltweiten informellen Arbeitssektors aus, in manchen Ländern sogar bis zu 90 Prozent. Die Mehrheit der unbezahlten Arbeiter:innen in Familienbetrieben sind Frauen. Die meisten Straßenverkäufer:innen, ein Drittel der landwirtschaftlichen Gelegenheitsarbeiter:innen und 40 Prozent der Bauarbeiter:innen in Indien sind Frauen. Sie haben keine Wahl; sie arbeiten für ihr eigenes Überleben und das ihrer Familien. Sie bleiben unbezahlt, wenn sie krank sind oder sich um ein krankes Kind oder einen Verwandten kümmern müssen. Hausangestellte, Fischerinnen, Kellnerinnen, Barmädchen, Sexarbeiterinnen und viele mehr arbeiten unerfasst und ungeschützt von offiziellen Stellen oder Systemen. Dies ist auch in reichen Ländern der Fall. Eine Umfrage in den USA aus dem Jahr 2012 ergab, dass zwei Drittel der Kindermädchen, Haushälterinnen und Haushaltshilfen Einwanderinnen waren, die Hälfte davon ohne Papiere.[45]

Im Jahr 2000 schloss eine international vereinbarte ILO-Mutterschutzkonvention ausdrücklich alle Frauen unter der Rubrik »Atypische Arbeit« mit ein. Eine Auslassungsklausel ermöglichte es den Ländern und Unternehmen jedoch, die vollständige Umsetzung dieser Konvention aufzuschieben oder zu umgehen.* Wie zynisch ist das?

Wenn die US-Supermarktkette Walmart weltweit von den niedrigen Löhnen und den nicht vorhandenen oder nicht umgesetzten Mutterschaftsrechten** ihrer Beschäftigten profitiert, beschweren sich dann die Aktionäre? In einem Brand einer Fabrik in Bangladesch, die Kleidung für Walmart herstellt, starben 100 Arbeiter:innen; sechs Monate später kamen beim Einsturz des achtstöckigen Textilfabrik-Komplexes Rana Plaza Building tausend Menschen um und 2.500 wurden verletzt. Die meisten der Opfer waren Frauen.[46] Störten sich westliche Käufer:innen etwa daran, dass Billigmode zu solch einem Preis angeboten wird? Ein Großteil des Wirtschaftswachstums hängt von der schlecht bezahlten Arbeit armer Frauen ab, die die von der Konsumgesellschaft geforderten Billigwaren herstellen. Wer schützt die Rechte dieser Frauen?

Von »frauenfreundlicher« Politik zu sprechen bedeutet oft lediglich, dass das Kinderkriegen und die Kinderbetreuung toleriert werden, ganz so, als hätten Männer nichts damit zu tun. Wenn Männer die Verantwortung für alle kinderbezogenen Aufgaben außer der des Stillens übernehmen würden, dann wä-

---

* 2000 ILO-Mutterschutzkonvention (C183).

** In den USA werden Schwangerschaft und Geburt als »Behinderung« in Bezug auf Ansprüche auf jeglichen Urlaub betrachtet. Es gibt keine gesetzlichen Rechte für Schwangerschaft, Geburt und Stillen in Bezug auf die Beschäftigung, und wenn es welche gibt, so sind sie auf die jeweilige Firmenpolitik zurückzuführen.

ren eher sie das benachteiligte Geschlecht. Die wenigen Männer, die während des gesamten Lebens ihrer Kinder als deren Hauptbetreuer fungieren, sind die Ausnahme. Alle Bemühungen um eine Angleichung der Arbeit, des Status, sowie der Bezahlung von Männern und Frauen haben nicht dazu geführt, dass ein signifikanter Anteil der Männer ihre Arbeit für mehrere Jahre verlässt, um Kinder zu erziehen. Sowohl der Status als auch das Geld haben einen großen Einfluss auf diese Entscheidungen. Gebären und Stillen sind Tätigkeiten, denen nur ein niedriger Status zugestanden wird.

> *»In Großbritannien muss eine Mutter mit zwei Kindern im Kindergarten 40.000 Pfund im Jahr verdienen, um davon zu profitieren, dass sie arbeiten geht. Die durchschnittliche Vollzeitarbeiterin verdient 24.202 Pfund im Jahr.«*
> The Sunday Times, April 2016

Die Kinder anderer Leute

Arme Frauen kümmern sich oft um die Kinder von reicheren Frauen, und zahlen dafür einen Preis: die Trennung von ihren eigenen Kindern. Inez von den Philippinen ließ ihr zwei Monate altes Baby bei einer Verwandten, um als Kindermädchen in den USA zu arbeiten. *»In den ersten zwei Jahren hatte ich das Gefühl, verrückt zu werden. Sie müssen mir glauben, wenn ich sage, dass ich mich so fühlte, als hätte ich ernsthafte psychische Probleme. Ich ertappte mich dabei, wie ich ins Leere starrte und nur an mein Kind dachte.«* Eine Nanny, die der Nähe zu ihrem eigenen Kind beraubt ist, lenkt ihre Liebe oft auf das Baby in ihrer Obhut: *»Das Einzige, was man tun kann, ist, dem Kind seine ganze Liebe zu geben. In der Zeit, als ich von meinen Kindern getrennt lebte, war das Einzige, was ich in meiner Situation tun konnte, diesem Kind meine ganze Liebe zu geben«*.[47] Ein Professor hat diese Arbeiterinnen einmal als »emotionale Proletarierinnen« bezeichnet, die »authentische Gefühle im Austausch für Lohn produzieren«.[48]

Mehrere Regierungen, darunter Indonesien, Sri Lanka und die Philippinen, fördern weibliche Arbeitsmigranten, um ihre eigene Wirtschaft anzukurbeln. Ein Zehntel der philippinischen Bevölkerung arbeitet im Ausland. Auf diese Weise werden die Hälfte der Haushalte des Landes unterstützt. Gleichzeitig bleiben auch neun Millionen Kinder zurück, denen jeweils ein Elternteil fehlt. Drei Viertel dieser Arbeiter:innen sind Frauen. Unter dieser Belastung zerbrechen Ehen, die Mutter-Kind-Beziehungen leiden, aber all das ist »gut für die Wirtschaft«. Aber so bestraft die Wirtschaftsmaschinerie die Kinder; jene, die von ihren Wanderarbeitermüttern getrennt sind, als auch solche von privilegierten Frauen. Kinder können emotionale Schäden erleiden, wenn die Mutterersatzpersonen abrupt ausgewechselt werden, um elterlichen Karrieren oder kleinlichen Streitigkeiten gerecht zu werden.

Eifersucht auf die Fähigkeiten eines Kindermädchens kann zu einem Problem werden. Wong Siew Mei, eine malaysische Geschäftsfrau, die ein indonesisches Kindermädchen beschäftigte, erzählte mir ihre Geschichte. Als sie von der Arbeit zurückkam, fragte sie nach ihrem fünf Monate alten Sohn, der tief und fest auf dem Rücken des Kindermädchens schlief. *»Sie schlug vor, ich solle warten, bis mein Sohn aufwachte«*, erzählte mir Siew Mei. *»Also habe ich sie entlassen. Mir gefiel es nicht, dass mein Sohn ihr nahe war und vielleicht ihren Geruch dem meinen vorzog.«*

Wer hält das Baby im Arm?

Ein Großteil der Fortschritte des 20. und 21. Jahrhunderts in Bezug auf Gleichberechtigung und Chancengleichheit von Frauen, insbesondere, wenn es um ihre Einbeziehung in die Arbeitswelt geht, ist darauf zurückzuführen, dass andere

Frauen unterdrückt werden. Hier muss die elementare Arbeit noch getan werden.

Ich möchte damit nicht sagen, dass Mütter zu Hause bleiben sollen – obwohl ich nichts dagegen habe, wenn sie dazu in der Lage sind und das möchten. Es wäre großartig, wenn viele diese Wahl hätten! Doch wenn man lange genug Mutterschaftsurlaub hat, um Routine und Sicherheit beim Stillen aufzubauen, ist es nicht unbedingt notwendig, zuhause zu bleiben. Frauen finden Wege, das Stillen über Monate und Jahre fortzusetzen, wenn sie selbstbewusst sind und Informationen und Unterstützung dazu erhalten. Diese Möglichkeit muss von der Regierungspolitik und der Beschäftigungspraxis aktiv unterstützt werden. Es muss Umsetzungsmechanismen geben, die es Frauen selbstverständlich ermöglicht, weiter zu stillen, wenn sie es wollen. Es wird jedoch eher die Vorstellung, dass das Stillen aufhören muss »wenn die Frauen wieder in den Beruf zurückkehren«, durch die Werbebotschaften der Babymilchproduzenten gefördert und durch die allgemeine Unwissenheit verstärkt. Das Ergebnis einer Vier-Länder-Studie von 1980 ist daher besonders erwähnenswert: Mütter, die zu Hause blieben, fütterten meistens mit Kunstmilch, wohingegen Frauen, die außerhalb des Hauses arbeiteten, über einen längeren Zeitraum stillten.[49]

Was fehlt, ist die wirtschaftliche, soziale und kulturelle Priorisierung der Bedürfnisse eines Kleinkindes, und gleichzeitig die Anerkennung der Mutter als eigenständige Person. Dies erfordert Flexibilität, Vorstellungskraft und Innovation: Qualitäten, die die Wirtschaftsgurus angeblich so lieben. Diese existieren zwar schon in einigen fortschrittlichen Ländern und Unternehmen, aber sie sind eher unüblich. Das skandinavische System der familienfreundlichen Politik ist immer noch eine Ausnahme, auch wenn es der Wirtschaft dieser Länder zugutegekommen ist. Die USA haben die inadäquateste Mutterschaftsgesetzgebung in der reichen Welt. Viele Frauen sind immer noch eher von Dankbarkeit erfüllt statt eine Anspruchshaltung auf die Verwirklichung ihrer Rechte zu haben. Selbst ausgebildete Fachfrauen haben Ausgrenzung oder Herabsetzung zu befürchten, wenn sie ihre Rechte auf Stillen am Arbeitsplatz einfordern.

Die meisten Mütter an ihren Arbeitsplätzen sind deshalb machtlos, weil sie von den herrschenden Systemen nicht geschützt werden. Inez, die traurige philippinische Mutter, hätte ihr zwei Monate altes Kind mit in die USA nehmen können und dann dort zwei Kinder versorgen und flexibel häusliche Aufgaben übernehmen können – wie es Frauen überall auf der Welt jeden Tag tun. Dann hätten zwei Menschen weniger gelitten. Hätten die Einwanderungsbürokratie oder ihr Arbeitgeber dies zugelassen? Kann das jemals »die Norm« sein?

12

DIE GROSSEN THEMEN

»Ohne ausreichende öffentliche Kontrolle degenerieren alle politischen Systeme zum Dienst am Reichtum.«

George Monbiot, britischer Journalist

Anspruchsberechtigung

In den 1980er Jahren stellte der Wirtschaftsnobelpreisträger Amartya Sen das einfache Konzept vor, dass Menschen nicht aus Mangel an Nahrung verhungern, sondern am fehlenden Anspruch auf Nahrung.[50] Im 19. Jahrhundert starben eine Million Iren an Hunger, als die Kartoffelernte ausfiel. Sie verhungerten, weil sie keinen Anspruch auf die Lebensmittel hatten, die sie für ihre englischen Grundbesitzer produzierten. So verhielt es sich auch bei den großen Hungersnöten des 20. Jahrhunderts in Asien und Afrika: Die Menschen mit Geld, Land, Besitz oder guten Verbindungen zu den Mächtigen sind nicht verhungert. Die Theorie von Sen hat sich als stabil erwiesen.

1997, das Jahr, in dem Äthiopien zum Lebensmittelexporteur wurde, kaufte ich in einem britischen Laden äthiopische Linsen. Trotz der Hungersnöte der 1980er Jahre hatte die Weltbank Wirtschaftsreformen gefordert, die auch den Export von Getreidereserven zur Schuldentilgung beinhalteten. 1998 begann eine weitere äthiopische Hungersnot. Die dort tätigen ausländischen Berater:innen behielten ihr gewohntes Körpergewicht bei. Vielleicht haben Sie auch schon mal festgestellt, dass Journalist:innen oder Politiker:innen in Hungergebieten vor den Nachrichtenkameras nicht vor Hunger in Ohnmacht fallen. Sie haben Anspruch auf Nahrung.

So ist es auch beim Stillen. Es gibt keinen Mangel an Muttermilch oder an Frauen, die ihre Babys stillen wollen. Wenn alle schon bestehenden unterstützenden Programme vollständig umgesetzt würden, dann würden die Stillraten in die Höhe schnellen. Kein anderer Produktionsprozess ist so einfach an- und abzuschalten. Die Frauen hören auf zu stillen, weil Fehlinformationen und ungeschickte Betreuung ihr Selbstvertrauen und ihre angeborenen Fähigkeiten zerstören. Druck von außen und Umstände, die außerhalb ihrer Kontrolle liegen, trennen sie von ihren Babys. Einschränkungen der Gesundheitssysteme; Ignoranz, kommerzielle Lügen und Gier; unmenschliche und einfallslose Arbeitssysteme; verzerrte kulturelle Werte und politische Blindheit – sie alle kommen zusammen, um den Anspruch der Frauen zu zerstören, die Gesundheit und das Leben ihrer Kinder zu erhalten und ihren eigenen Körper zu schützen.* Überall auf der Welt gibt es Hungersnöte in Bezug auf Muttermilch; diese werden nicht durch die Natur verursacht, sondern durch den Verlust von Anspruch.

Der Verfechter des Rechtes auf Nahrung, George Kent, argumentiert, dass Länder, die ihre eigenen Lebensmittelsys-

---

* Siehe die Innocenti-Erklärung unter www.ennonline.net/iycfinnocentideclaration2005.

teme nicht kontrollieren können, anfällig sind für Druck von außen.[51] Stillen ist ein Lebensmittelsystem. Ein Land, das unethisches Marketing der Säuglingsnahrungsfirmen nicht kontrollieren kann, ist nicht in der Lage, das Stillen zu schützen, und demzufolge sind alle Bürger dieses Landes angreifbar. Betrachtet man die Säuglingsernährung im Licht – oder vielmehr im Schatten – von drei der größten Probleme, mit denen wir und unsere Welt im 21. Jahrhundert konfrontiert sind, wird deutlich, wie verletzlich wir alle sind.

Massenmigration

Wir alle sind die Kinder von Migranten. Unsere Vorfahren kamen alle aus Afrika. Die meisten von uns haben Vorfahren, die vor Terror oder Armut flohen, um ihre Familien zu retten oder ihr Leben zu verbessern. Doch heute werden diejenigen, die vor Krieg, Verfolgung und wirtschaftlichem Zusammenbruch fliehen, ausgerechnet von den Nationen zurückgewiesen und stigmatisiert, die angeblich auf den Prinzipien des menschlichen Anstands gegründet wurden. Niemand verlässt seine Heimat ohne guten Grund. Im Jahr 2016 gibt es 60 Millionen Menschen (einschließlich Flüchtlingen, Asylsuchenden, Staatenlosen und Rückkehrer:innen), deren Leben ein Kontinuum aus Instabilität, Entbehrung und Angst darstellt. Das ist ein Zeugnis für einen beschämenden Mangel an Menschlichkeit. Es wird geschätzt, dass mindestens 5 Millionen dieser Vertriebenen Kinder unter fünf Jahren sind. Sie sind weitaus anfälliger für Unterernährung und Infektionen als ältere Kinder und Erwachsene.[52]

Bei Redaktionsschluss dieses Buches ist die Europäische Flüchtlingskrise nach wie vor eine lebendige Krise. Bei vielen Flüchtlingsmüttern aus dem Nahen Osten ist das Stillen bereits sabotiert. Ungeeignete Krankenhauspraktiken und Vermarktung industrieller Ersatzmilch gibt es sowohl in Syrien als auch in vielen anderen Ländern. Mischernährung und Zweifel an der

Zuverlässigkeit der Laktation sind weitverbreitet. Viele Frauen waren schon vor ihrer Flucht auf Kunstmilch angewiesen. Infolgedessen stehen die Helfer:innen vor einem großen Dilemma. Viele Säuglinge wurden bereits auf dem Fluchtweg mit Milchpulver ernährt, und ihre verzweifelten Mütter wissen nicht, woher die nächste Mahlzeit kommen soll. Die Hilfskräfte finden sich vor der unmöglichen Aufgabe, einerseits stillende Mütter zu unterstützen und andererseits alles zu tun, um die nicht gestillten Säuglinge zu schützen. Die Bedingungen sind entsetzlich,* und die Kompromisse, die gemacht werden müssen, haben ein enormes Ausmaß.** Es ist eine No-win-Situation. Der Irrglaube, dass Muttermilch bei Stress verschwindet und eine Beifütterung notwendig wird, ist weitverbreitet. Freiwillige verteilten in guter Absicht wahllos Spenden von Säuglingsmilch und Saugflaschen. Nur wenige wissen, dass die Milchbildung wieder angeregt und aufgebaut werden kann; verängstigte, verunsicherte Frauen werden wütend und verzweifelt. Es ist ein harter Kampf gegen eine wahre Flut von Fehlinformationen und Fehlkommunikation.***

Die beste »Notfallvorsorge« sind etablierte, belastbare Stillpraktiken unter bestärkten Müttern. Ohne diese stehen die humanitären Hilfskräfte auf verlorenem Posten und vor einem allgegenwärtigen Risiko für die Gesundheit und das Überleben der Kinder.

---

* Schlechte Wasser- und Sanitärversorgung, keine Nachsorge, Personalmangel, fehlende Übersetzer und nur fünf Minuten Kontaktzeit mit den Müttern.

** Säuglingsnahrung wurde in Griechenland gemeinschaftlich in offenen Fässern gemischt.

*** Es gibt auch einige Erfolgsgeschichten – Mütter, die in mobilen sicheren Bereichen und Zelten Unterstützung beim Stillen erhalten, mit Personal, das rund um die Uhr in der Lage ist, auf Warnungen über soziale Medien zu reagieren und einfühlsam mit Hilfe und Informationen zu reagieren.

Antibiotikaresistenz

In den 1930er Jahren entwickelt, haben Antibiotika unsere Welt verändert und Millionen von Leben gerettet. Ohne sie hätten wir niemals im 20. Jahrhundert im großen Stil auf das Stillen verzichten und trotzdem die Sterblichkeit von Säuglingen und Kleinkindern reduzieren können.* Allerdings ist der Einsatz von Antibiotika im Säuglings- und Kleinkindalter ein Risikofaktor für Übergewicht.[53] Ihr Einsatz stört unser Mikrobiom, das Gleichgewicht der nützlichen Darmbakterien, das unsere Gesundheit und unser Wohlbefinden beeinflusst.

Antibiotikaresistenz ist ein globales Problem und hat inzwischen die Reserve-Antibiotika erreicht. Dadurch sterben Menschen, die früher gerettet werden konnten. Auch werden Antibiotika übermäßig häufig verschrieben, rezeptfrei verkauft und weltweit missbraucht. In vielen Ländern setzt man sie routinemäßig als Wachstumsmittel für die Viehzucht ein; 90 Prozent davon werden mit dem Urin und den Exkrementen der Tiere ausgeschieden und gelangen über Düngemittel, Grundwasser und Oberflächenabfluss in unsere Umwelt. In den USA werden die Antibiotika Tetracyclin und Streptomycin als Pestizide auf Obstbäume gesprüht.[54]

Natürlich wissen Sie, worauf ich hinauswill. Wenn Regierungen in die Unterstützung von Frauen beim Stillen investieren würden, könnten Kinder gerettet werden, man könnte damit das lebenslange Immunsystem verbessern und so die Gesundheitsausgaben senken. Dies könnte für uns alle zu einer Frage von Leben und Tod werden, wenn Antibiotika unwirksam werden. Vieles davon ist bereits bekannt, aber die Investitionen in diesen Bereich sind gering, weil es finanziell unattraktiv ist. Hier sind die Regierungen gefragt. Das Beispiel der Blutbanken zeigt, dass Altruismus besser funktioniert als Kom-

* Auch die Massenimpfungen haben eine große Rolle gespielt.

merz.* An Spenderinnen mangelt es den Muttermilchbanken nie. Frauen sind bereit, ihre Milch zu spenden, um das Leben der Kinder anderer Frauen zu retten. Wenn sie gut verwaltet werden, sind Spenden sicherer als der Kommerz.[55]

Die WHO, Regierungen und öffentliche Gesundheitseinrichtungen sind besorgt. Im Jahr 2016 verkündete Dame Sally Davies, Chief Medical Officer des Vereinigten Königreichs, dass *»antimikrobielle Resistenz eine katastrophale Bedrohung darstellt. Wenn wir jetzt nicht handeln, ist es vorstellbar, dass in 20 Jahren alle, die wegen einer kleinen Operation ins Krankenhaus gehen, an einer gewöhnlichen Infektion sterben, weil diese nicht mit Antibiotika behandelt werden kann. Und Routineoperationen wie Hüftprothesen oder Organtransplantationen könnten aufgrund des Infektionsrisikos tödlich sein.«*[56]

Niemand spricht in der Öffentlichkeit über die dann unvermeidliche Zunahme der Todesfälle bei Babys und Kleinkindern. Es ist zu grausig, um darüber zu reden.

Der Klimawandel

Der Klimawandel ist beängstigend. Führende Wissenschaftler:innen und Expert:innen tun ihr Bestes, um uns zu warnen, aber es tut sich nur wenig. Verschwenderischer Konsum ist die treibende Kraft eines globalen Wirtschaftssystems, das die natürlichen Ressourcen verschleudert. Mächtige Gremien wie die Weltbank haben die Nationen dazu gedrängt, als Motor für dieses System westliche Werte anzustreben. Es bräuchte dreimal den Planeten Erde, damit jeder und jede wie ein Nordamerikaner oder eine Nordamerikanerin leben kann, doch die Finanzanalyst:innen freuen sich offenbar, wenn die Autoverkäufe in Indien und China steigen. Und die Nachrichtenmedien vermeiden Meldungen über die jeweils neuesten Zahlen zur Um-

---

* Siehe The Gift Relationship von Richard Titmuss (LSE Books, 1997).

weltzerstörung, wohingegen sie bis zum Umfallen über Aktienkurse berichten.

Seit Jahren ist bekannt, dass die Erzeugungsweise von Kuhmilch und rotem Fleisch dazu führt, diese zu den umweltschädlichsten Lebensmitteln macht. Beide Produkte verbindet, dass Rindfleischprodukte oft von toten Milchkühen und ihren unerwünschten männlichen Kälbern stammen.

Es macht einen großen Unterschied bei den Kosten für die Umwelt, wenn man die Herstellung normaler Milchprodukte (Frischmilch, Käse, Butter) mit künstlichen Milchprodukten vergleicht.* Die Treibhausgasemissionen, die durch die Produktion von Milchpulver entstehen, sind aufgrund der zusätzlichen Verarbeitung und des Energieaufwands bei der Herstellung deutlich höher als bei normalen Milchprodukten. Im Durchschnitt werden für jedes produzierte Kilo Milchpulver vier Kilo Treibhausgase emittiert.

Werfen wir einen Blick auf China und Indien. China hat den Kodex angenommen, ignoriert ihn aber, wohingegen Indien wirksame Gesetze eingeführt hat. Beide Länder haben mit jeweils rund einer Milliarde eine ähnliche Bevölkerungsgröße, und beide verfolgen ein aggressives Wirtschaftswachstum.

In den vier Jahren bis 2012 wuchs Chinas Markt für alle Arten künstlicher Milch für Säuglinge und Kleinkinder um 90 Prozent. Der entsprechende Markt in Indien wuchs lediglich um 13 Prozent. China emittierte in Bezug auf die Herstellung von Kunstmilch 80-mal mehr Treibhausgase als Indien. Marktanalyst:innen prognostizieren ein anhaltendes Umsatzwachstum in China. Innerhalb von neun Jahren (2008 bis 2017) hat dieses Land seinen Ausstoß an Treibhausgasen aus künstlichen Milchprodukten von 1,2 Millionen auf 4,2 Millionen Tonnen gesteigert. Das ist eine Erhöhung von ca. 250 Prozent.[57]

---

* Standard-Anfangsnahrung, Folgemilch, Kindermilch, Aufwuchsmilch und andere alberne Namen.

Sind chinesische Kinder besser ernährt? Bereits in den 1990er Jahren hatte China eine angemessene Gesundheitsversorgung für alle, und die Sterblichkeitsrate bei Säuglingen und Kleinkindern ging stetig zurück. Das Stillen wurde gefördert und durch entsprechende Einrichtungen unterstützt. Die »Initiative Babyfreundliches Krankenhaus« wurde mit Begeisterung und großer Unterstützung der Regierung angenommen. Die traditionelle Beikost zum Stillen gehörte zu den besten der Welt. Doch dann erlaubten die politischen Veränderungen großen ausländischen Unternehmen einen Zugang in das Land. Das dann betriebene Marketing verleitete die Chinesen ihre gesunden Praktiken der Kinderernährung aufzugeben. Resultat ist, dass die Fettleibigkeit bei chinesischen Kindern nun ebenso stark vertreten ist wie in der übrigen Welt, wo sie pandemische Ausmaße angenommen hat. Dies bedeutet für viele Kinder auch eine Zukunft mit zunehmendem Typ-2-Diabetes und Herzkrankheiten.

Was ist zu tun?

> *Wir müssen aufhören, Entscheidungen den sogenannten Entscheidungsträger:innen zu überlassen. Stattdessen müssen wir selbst aufstehen und aktiv werden und uns bewusst werden, dass jede:r von uns etwas bewirken kann, und dass wenn alle von uns, denen es wichtig ist, sich ethisch verhalten… dann würde sich die Welt sehr schnell verändern.*
>
> **Jane Goodall**, britische Verhaltensforscherin

Wir müssen unsere Politiker:innen aufrütteln, bevor sie den riesigen transnationalen Konzernen alle Macht überlassen und so die Demokratie zerstören. Schon jetzt gehen die Unternehmen aggressiv gegen Regierungsentscheidungen im Bereich der öffentlichen Gesundheit vor. Zum Beispiel haben die Tabakkonzerne die australische Regierung mit Anfechtungsklagen überzogen, als Letztere neutrale Verpackungen für Zigaretten anstrebte. Australien ist ein reiches Land und verfügt über Mittel und Möglichkeiten, diese Herausforderung abzuwehren, und in dem Falle hat die Regierung vorerst gewonnen. Viele Länder können sich jedoch ein solches Vorgehen nicht leisten und wagen es daher erst gar nicht.* Handelspartnerschaften werden so gestaltet, dass Profite über die Gesundheit der Menschen gestellt werden.[58]

Wenn wir unsere Kinder und unseren Planeten retten wollen, müssen wir genau jetzt investieren. Das Stillen kann einen wesentlichen Beitrag zur Bekämpfung der großen Probleme unserer Zeit leisten. Es ist »natürliches Kapital«, und diejenigen, die darüber verfügen, sollten anerkannt und dafür belohnt werden, dass sie es teilen. Regierungen finden immer Geld für ein Thema, das sie als wichtig erachten, wie zum Beispiel für einen Krieg – oder, im Fall meines eigenen Landes, für eine königliche Hochzeit oder die kostspielige persönliche Sicherheit ehemaliger Premierminister:innen. Mir fällt auf, dass es viele gibt, die sich eine Veränderung wünschen. Und zwar in der Form, dass der Sinn des täglichen Lebens nicht im Geldverdienen als Selbstzweck besteht, sondern in der Entfaltung aller Menschen. Und ich stelle fest, dass die Ökonomie zu einer Religion geworden ist. Ihre Dogmen werden in einer Sprache ausgedrückt, die nur wenige verstehen. Einige (sicher nicht alle) Ökonom:innen und Politiker:innen verkünden, dass Millionen Menschen Entbehrungen und Ungerechtigkeit »zum Wohle der Wirtschaft« hinnehmen müssten.

Doch was haben ihre Erlasse bewirkt? Seit ich vor 35 Jahren zum ersten Mal über dieses Thema geschrieben habe, hat die

---

* Erinnern Sie sich daran, was auf den Philippinen geschah, als sie versuchten, sich der Macht der Konzerne mit dem konventionellsten und am meisten respektierten Mittel zu widersetzen: mit dem Gesetz.

Ungleichheit mehr zugenommen als je befürchtet. Weltweit haben die Extreme von Reichtum und Entbehrung obszöne Ausmaße angenommen. Das ist nicht nur schlecht für die Armen, sondern auch für die Reichen. Es besteht ein direkter Zusammenhang zwischen sozialen Problemen und sozialer Ungleichheit, und zwar unabhängig vom nationalen Gesamtvermögen. Je ungleicher eine Gesellschaft, desto höher die Rate der Säuglings- und Kleinkindersterblichkeit, der Anteil an Menschen, die an Fettleibigkeit, Krebs und Herzkrankheiten, sowie psychischen Erkrankungen leiden, der Anteil an Gewalt und Mord und umso schlechter ist die Lebenserwartung als solche.[59] Wie ich in Kapitel 1 gezeigt habe, ist Stillen das ausgleichende Element, denn es gibt einem in Armut geborenen Baby die Chance, genauso gesund und intelligent zu werden wie einem in Reichtum geborenen Kind.

Die große Gottheit der herrschenden Wirtschaftsdoktrin ist das »Wachstum«. Das mag in den ärmsten Nationen nötig sein, aber in den reichsten ist es unnötig und sogar schädlich. Die Quelle tausender Nutzbringer, die Wälder, werden zerstört, um Palmöl, Soja oder andere Nahrungsmittel zu produzieren, die Eingang in unser System der Überproduktion, der Verschwendung und der schädlichen Ernährungsweisen finden. Meer und Land werden mit Chemikalien verschmutzt, die den Kreislauf des Lebens zerstören; all das, um das »Wachstum« zu fördern, weil es »gut für die Wirtschaft« ist. Den Frauen wird vorgegaukelt, dass Stillen nicht möglich sei, dass es ihren Status verschlechtern würde oder ein trivialer Zeitvertreib wäre, während die exzessive Rinderzucht das Land der armen Leute okkupiert und zu Produkten führt, die erwiesenermaßen gesundheitsschädlich sind.

Die Tatsache, dass Kinder krank werden und sterben, weil die unethische Vermarktung von künstlicher Milch fortgesetzt wird ist, jetzt, wo wir so viel über die Risiken wissen, völlig inakzeptabel. An jedem Tag werden Regierungen, die wiederholt versprochen haben, dieses Problem zu lösen, unter Druck gesetzt, wegzugucken und sich mitschuldig zu machen. Die UN-Kinderrechtskonvention besagt, dass alle Teile der Gesellschaft das Recht auf Wissen über das Stillen haben.[60] Wenn dieses Wissen in einem ständigen Strom kommerzieller Unwahrheiten, Schmeicheleien und Bestechung praktisch ertränkt wird, wird dieses Recht zerstört. Und das ist wirklich widerlich.

DANKSAGUNG

Ich danke von ganzem Herzen meiner Freundin und Kollegin Yasmin Hosny. Ihre Fokussiertheit, ihr Engagement sowie ihre Recherche- und Organisationsfähigkeiten haben einen wichtigen Beitrag zu diesem Buch geleistet. Ohne sie hätte es nicht fertiggestellt werden können.

Meine Lektorin Zoë Blanc und mein Verleger Martin Wagner waren überaus geduldig und verständnisvoll. Maria Pinters warmer und ruhiger Empfang ist wie ein warmer Sonnenstrahl. Jeder Autor und jede Autorin kann sich glücklich schätzen, mit diesen Menschen zusammenzuarbeiten. Ich möchte mich auch bei Susan Last bedanken, der Herausgeberin der gesamten Why It Matters-Reihe.

Große Dankbarkeit empfinde ich auch gegenüber den im Folgenden genannten Expert:innen und Denker:innen, die Informationen zur Verfügung gestellt, Entwürfe gelesen, Fakten überprüft und Probleme mit mir durchgesprochen haben, ohne sich jemals zu beklagen: Sue Ashmore, Carol Bartel, Mike Brady, Ian Bray, Janet Calvert, Elsie Chee, David Clark, Alan

Dangour, Jan Cornfoot, Helen Crawley, Diamond Emmanuel, Tom Hale, Elizabeth Hormann, Siobhan Hourigan, Julie Kavanagh, Joo Kean, Sandra Lang, Lida Lhotska, Marie McGrath, Roger Mathisen, Judith Richter, Patti Rundall, Felicity Savage, Vilneide Serva, Mary Smale, Terry Wefwafwa, Noemí Weis, Zhang Shuyi.

Die Kolleg:innen aus meiner Autor:innengruppe Amy Corzine, Rosemary Hayes, Penny Speller, Victor Watson und Jane Wilson waren unglaublich tolerant. Ich habe mich ihnen angeschlossen, als ich gerade dabei war, einen Roman zu schreiben, doch dann bin ich in dieses Wagnis hineingeschlittert. Ihre Vorschläge und Unterstützung waren von unschätzbarem Wert.

Ich danke meinem Mann John, meinen Kindern Frances und Nathaniel und ihren Partnern Rob Challen und Becky Playle; meinen Enkelkindern Benjamin und Otis Palmer Challen und Lauren Palmer; meinen Geschwistern Kevin, Glynis, Michael, Any und Marianne Tingay. Sie alle waren verständnisvoll und unterstützend und haben sich mit meiner häufigen Abwesenheit arrangiert. Ich hatte ihnen eigentlich angekündigt, dass ich jetzt im Ruhestand sei und mit ihnen spielen könnte. Und dann habe ich stattdessen das hier gemacht.

Gabrielle Palmer

ABKÜRZUNGEN UND BEGRIFFS-ERLÄUTERUNGEN

Abkürzungen (Organisationen)

CDC	International Code Documentation Centre
CAC	Codex Alimentarius Commission (UN-Lebensmittelregulierungsbehörde, die die Standards für die Lebensmittelsicherheit festlegt)
ENN	Emergencies Nutrition Network
FAO	Food and Agriculture Organisation of the United Nations (Die Ernährungs- und Landwirtschaftsorganisation der Vereinten Nationen)
FDA	Food and Drug Administration of the United Nations (US-Zulassungsbehörde für Lebens- und Arzneimittel)
IBFAN	International Baby Food Action Network (Internationales Aktionsnetzwerk zur Säuglingsnahrung)
ICIFI	International Council of Infant Food Industries

ILO	International Labour Organisation (Internationale Arbeitsorganisation)
UN	United Nations (Vereinte Nationen)
UNICEF	United Nations Children's Fund (Kinderhilfswerk der Vereinten Nationen)
UNHCR	United Nations High Commission for Refugees (Hochkommissariat der Vereinten Nationen für Flüchtlinge)
WABA	World Alliance for Breastfeeding Action
WHA	World Health Assembly (Weltgesundheitsversammlung)
WHO	World Health Organisation (Weltgesundheitsorganisation

Abkürzungen (allgemein)

BFHI	Baby Friendly Hospital Initiative (Initiative Babyfreundliches Krankenhaus, in Großbritannien BFI genannt)
BMS	Breastmilk Substitute (Muttermilchersatz)
The Code	The International Code of Marketing of Breastmilk Substitutes (Der Internationale Kodex für die Vermarktung von Muttermilchersatzprodukten)
CRC	Convention on the Rights of the Child (UN-Kinderrechtskonvention)
FOM	Follow-on milk (Folgemilch)
GI	Gastrointestinal Infection (Gastrointestinale Infektion)
GSIYCF	Global Strategy for Infant and Young Child Feeding (Globale Strategie für die Ernährung von Säuglingen und Kleinkindern)

HIV/AIDS	Human immunodeficiency virus/acquired immunoideficiency synsdrome (Humanes Immundefizienz-Virus/erworbenes Immundefizienz-Syndrom)
LAM	Lactational Amenirrhoea Method (Laktationale Amenorrhöe-Methode)
SCM	Sweetened Condensed Milk (Gesüßte Kondensmilch)
SDGs	Sustainable Development Goals (UN-Ziele für nachhaltige Entwicklung)
PIF	Powdered infant formula (Pulverförmige Säuglingsnahrung)
RI	Respiratory Infection (Respiratorische Infektion)
UNSNA	United Nations System of National Accounts (System der Volkswirtschaftlichen Gesamtrechnungen der Vereinten Nationen)

Begriffserklärungen

Künstliche Ernährung Jede Ernährungsmethode, die das Stillen ersetzt. Dies war der medizinische Standardbegriff, der in vielen Lehrbüchern bis zum Ende des 20. Jahrhunderts verwendet wurde.

Künstliche Milch Jedes Produkt auf Milchbasis, ob kommerziell oder selbst hergestellt, das zur Ernährung eines Babys oder Kleinkindes verwendet wird.

Baby Ein Neugeborenes oder Kleinkind. Die Altersspanne des Begriffs Baby variiert stark je nach Kultur und Familiengewohnheiten.

Babymilch Ein Muttermilchersatz, der üblicherweise auf modifizierter Kuhmilch basiert.

Muttermilchersatz Jedes Nahrungsmittel, das als teilweiser oder vollständiger Ersatz für Muttermilch vermarktet wird oder auf andere Weise präsentiert wird, unabhängig davon, ob es für diesen Zweck geeignet ist oder nicht.

Säugling Ein Baby im Alter von 0 bis 12 Monaten.

Säuglingsmilch Ein anderer Begriff für Babymilch.

Säuglingsnahrung Ein Begriff für künstliche Milch, der Anfang des 20. Jahrhunderts in den USA als werbliche Beschreibung für Muttermilchersatzprodukte entwickelt wurde. Er wird in offiziellen internationalen Dokumenten in englischer Sprache verwendet (Infant formula).

Mikrobe/Mikroorganismus Ein Organismus, der zu klein ist, um mit dem bloßen Auge gesehen zu werden. Dazu gehören auch Bakterien und Viren.

Optimales Stillen Ausschließliches Stillen in den ersten sechs Lebensmonaten, gefolgt von weiterem Stillen, zusammen mit nahrhafter Familienkost für zwei Jahre und darüber hinaus.

Erreger Eine Mikrobe/ein Mikroorganismus, die/der eine Krankheit verursacht.

Personalisierte Medizin Auf den einzelnen Patienten/die einzelne Patientin zugeschnittene Behandlung.

Arme Regionen Teile der Welt, in denen viele Menschen in Armut leben und keinen ausreichenden Zugang zu sauberem Wasser, sanitären Einrichtungen und Gesundheitsversorgung haben.

Reiche Regionen Teile der Welt, in denen viele Menschen Zugang zu sauberem Wasser, sanitären Einrichtungen und medizinischer Versorgung haben. Ich bin mir bewusst, dass es Menschen gibt, die auch in den sogenannten »entwickelten Gesellschaften« in Armut leben, und dass in den ärmsten

Nationen einige Bürger in Luxus leben, aber diese allgemeinen Begriffe sind notwendig.

Stillen durch eine Amme Wenn eine Frau, die nicht die Mutter des Kindes ist, ein Baby stillt. Dies kann ein kommerzielles Arrangement sein oder aus Altruismus geschehen, z. B. wenn Großmütter verwaiste Enkelkinder stillen.

Kleinkind Ein Kind ab Beginn des zweiten bis zum vollendeten dritten Lebensjahr.

ANHANG

1 Zusammenfassung der Unterschiede in den Gesundheitsergebnissen

Liste der Unterschiede in den Gesundheitsergebnissen in Verbindung mit der Art der Säuglingsernährung (bereinigt um soziale und wirtschaftliche Variablen). Alle Studien wurden in einer industrialisierten Umgebung durchgeführt.

Mit Kunstmilch ernährte Säuglinge haben ein höheres Risiko für:

- Gastrointestinale Infektionen
- Atemwegsinfektionen
- Nekrotisierende Enterokolitis und spät einsetzende Sepsis bei Frühgeborenen
- Harnwegsinfektionen
- Ohrinfektionen
- Allergische Erkrankungen (Ekzeme, Asthma und erschwertes Atmen)

- Typ-1 und Typ-2-Diabetes
- Adipositas
- Leukämie im Kindesalter
- Plötzlicher Kindstod

Gestillte Säuglinge haben möglicherweise:
- eine bessere neurologische Entwicklung
- einen besseren Cholesterinspiegel
- einen besseren Blutdruck

Frauen, die gestillt haben, haben ein geringeres Risiko für:
- Brustkrebs
- Eierstockkrebs
- Hüftfrakturen und verminderte Knochendichte

Andere mögliche schützende Wirkungen des Stillens (weitere Forschung erforderlich):

Für den Säugling:
- Schutz vor Multipler Sklerose
- Schutz vor akuter Blinddarmentzündung
- Tonsillektomie
- Möglichkeit der verbesserten Kindererziehung
- Möglicherweise geringere Vernachlässigung/Misshandlungen des Kindes

Für die Mutter:
- Schutz vor Rheumatoider Arthritis
- Schutz vor Mütterlichem Typ-2-Diabetes
- Schutz vor Postnataler Depression

Quelle: UNICEF UK Babyfriendly Initiative
www.unicef.org.uk/babyfriendly

2 WHO-Richtlinien für die Zubereitung pulverförmiger Säuglingsnahrung

Zusammenfassung des WHO-Leitfadens für die Zubereitung von Einzelnahrungen in der häuslichen Umgebung zum sofortigen Verzehr.

1. **Gründliche Reinigung und Sterilisation aller Fütterungs- und Zubereitungsgeräte**
   a) Waschen Sie die Hände gründlich mit Wasser und Seife, bevor Sie alle Fütterungs- und Zubereitungsutensilien reinigen und sterilisieren.
   b) Reinigen Sie Fütterungs- und Zubereitungsutensilien (z. B. Becher, Flaschen, Sauger und Löffel) gründlich in heißem Spülmittelwasser, um sicherzustellen, dass alle Essensreste entfernt sind; spülen Sie gründlich mit sauberem Wasser nach.
   c) Nach dem Waschen der Fütterungs- und Zubereitungsutensilien sterilisieren Sie diese durch Auskochen in einem großen Topf oder nutzen Sie dazu einen handelsüblichen Haushaltssterilisator (beachten Sie die Anweisungen des Herstellers).
   d) Waschen Sie die Hände gründlich mit Wasser und Seife, bevor Sie die Fütterungsutensilien aus dem Sterilisator oder dem Topf nehmen. Die Verwendung einer sterilisierten Küchenzange wird empfohlen.
   e) Um eine Rekontamination zu vermeiden, nehmen Sie Fütterungs- und Zubereitungsutensilien erst kurz vor dem Gebrauch heraus. Wenn diese nicht sofort verwendet werden, decken Sie sie ab und lagern sie an einem sauberen Ort (Fütterungsflaschen vollständig zusammensetzen, um eine Rekontamination zu verhindern).

2. **Individuelle Säuglingsnahrung in Pulverform frisch zubereiten**
   a) Reinigen und desinfizieren Sie die Oberfläche, auf der die Nahrung zubereitet werden soll.
   b) Waschen Sie die Hände gründlich mit Wasser und Seife und trocknen Sie sie mit einem Tuch oder einem Einweghandtuch ab.
   c) Kochen Sie eine ausreichende Menge Trinkwasser ab. In Flaschen abgefülltes Wasser muss vor der Verwendung abgekocht werden. Ein Mikrowellengerät sollten wegen der Verbrühungsgefahr niemals zur Zubereitung verwendet werden.
   d) Lassen Sie das Wasser auf mindestens 70 °C abkühlen und gießen Sie die entsprechende Menge Wasser in eine gereinigte und sterilisierte Schnabeltasse oder Flasche. Das Wasser sollte nach dem Abkochen nicht länger als 30 Minuten stehen gelassen werden.
   e) Fügen Sie dem Wasser genau die Menge an Nahrungspulver hinzu, die auf dem Etikett angegeben ist; die Zugabe von mehr oder weniger Pulver als angegeben kann Säuglinge krank machen.
   f) Wenn Sie Flaschen verwenden: Setzen Sie die gereinigten und sterilisierten Flaschenteile nach den Anweisungen des Herstellers zusammen; schütteln oder schwenken Sie sie vorsichtig, bis der Inhalt gründlich vermischt ist.
   g) Wenn Sie Fütterungsbecher verwenden: Mischen Sie alles gründlich durch Umrühren mit einem gereinigten und sterilisierten Löffel.

3. **Einzelne Portionen der Säuglingsanfangsnahrung in Pulverform sofort nach der Zubereitung schnell auf Fütterungstemperatur abkühlen**
   a) Halten Sie die Flasche oder den Becher sofort nach der Zubereitung unter fließendes Leitungswasser oder stellen Sie sie in einen Behälter mit kaltem oder eisgekühltem Wasser; achten Sie unbedingt darauf, dass der Pegel des Kühlwassers unterhalb der Oberkante des Bechers oder des Flaschendeckels liegt.
   b) Trocknen Sie die Außenseite des Fütterungsbechers oder der Flasche mit einem sauberen Tuch oder einem Einmaltuch ab.
   c) Überprüfen Sie die Temperatur der Säuglingsnahrung vor der Fütterung; dies ist wichtig, um die Gefahr einer Verbrühung zu vermeiden, und kühlen Sie gegebenenfalls weiter, wie oben beschrieben.
   d) Entsorgen Sie jegliche Nahrung, die nicht innerhalb von zwei Stunden verzehrt wurde.

Quelle: *www.who.int/foodsafety/publications/micro/PIF_Bottle_en.pdf*

3 Empfehlungen des Bundesinstituts für Risikobewertung zur hygienischen Zubereitung von pulverförmiger Säuglingsnahrung

Beim Mischen der pulverförmigen Säuglingsnahrung mit Wasser sind die Temperaturvorgaben des Herstellers zu beachten. Wassertemperaturen unter 50 °C zum Anschütteln der pulverförmigen Säuglingsnahrung für reif geborene, gesunde Säuglinge hält das BfR für ausreichend. Vor dem Verfüttern muss die Nahrung auf Trinktemperatur gebracht werden.

Aus Sicht des BfR ist die Einhaltung folgender Hygieneregeln bei der Zubereitung von Säuglingsnahrung besonders wichtig:

- Vor der Zubereitung sollten die Hände gründlich mit fließendem warmen Wasser und Seife gereinigt werden.
- Flaschen, Löffel und Sauger sollten auf jeden Fall mit heißem Wasser und Spülmittel oder in der Spülmaschine bei 65 °C gründlich gesäubert und anschließend getrocknet werden. Eine zusätzliche Sicherheit bietet ein Auskochen dieser Utensilien bzw. eine Behandlung mit kochendem Wasser für mindestens zwei Minuten. In Kindertagesstätten und bei Tagespflegestellen für Säuglinge unter sechs Monaten (Liegekrippe) ist diese Hitzeinaktivierung insbesondere im Hinblick auf das Vermeiden der Übertragung von Krankheitserregern zwischen den Kindern nach jedem Gebrauch empfehlenswert.
- Die Zubereitung von pulverförmiger Säuglingsnahrung sollte räumlich bzw. zeitlich immer getrennt von der Verarbeitung anderer roher Lebensmittel und von der Reinigung der Gerätschaften erfolgen.
- Besonders wichtig ist es, die Vermehrung möglicher Keime in der zubereiteten Nahrung zu verhindern. In pulverförmiger Nahrung können sich Bakterien nicht vermehren. Daher empfiehlt das BfR, das Pulver erst kurz vor der Fütterung zuzubereiten, so schnell wie möglich auf Trinktemperatur zu bringen und innerhalb von zwei Stunden zu verfüttern.
- Reste zubereiteter Nahrung sollten unbedingt entsorgt werden.
- Flaschen und Sauger sind nach Gebrauch sofort zu spülen, um ein Antrocknen der Nahrungsreste zu vermeiden.
- Besonders empfehlenswert ist es, auf Reisen, für nächtliche Fütterungen oder bei der Bereitstellung der Tagesrationen in Kindertagesstätten die pulverförmige Säuglingsanfangsnahrung in saubere und trockene Flaschen zu portionieren,

das abgekochte Trinkwasser in einer sauberen, verschlossenen Thermosflasche aufzubewahren und die pulverförmige Säuglingsanfangsnahrung mit dem Wasser erst kurz vor der Fütterung zu mischen.

- Falls die zubereitete Nahrung gelagert werden soll, empfiehlt das BfR, die frisch zubereitete Nahrung sofort zu portionieren (Einzelflaschen). Wenn nicht bereits raumtemperiertes Wasser zum Anschütteln verwendet wurde, sollte die Nahrung außerhalb des Kühlschrankes im Wasserbad möglichst schnell auf Raumtemperatur abgekühlt und anschließend im Kühlschrank bei Temperaturen unter 5 °C bis maximal 24 Stunden gelagert werden. Die Temperatur des Kühlschrankes muss in diesen Fällen regelmäßig überprüft werden, da bei Temperaturen über 5 °C ein bakterielles Wachstum in der Nahrung, wenn auch nur sehr langsam, möglich ist. Direkt vor der Fütterung sollte die Nahrung so schnell wie möglich im Wasserbad auf Trinktemperatur (max. 37 °C) erwärmt und innerhalb von zwei Stunden verfüttert werden, da bei diesen Temperaturen ideale Bedingungen zur Keimvermehrung bestehen.
- In Kindertagesstätten und Tagespflegestellen sollten die Arbeitsprozesse mit hygienischen Vorschriften für die Zubereitung schriftlich festgelegt und dokumentiert werden.
- Das Personal in Kindertagesstätten sollte regelmäßig im hygienischen Umgang mit Säuglingsnahrung geschult werden

Quelle: *www.bfr.bund.de/cm/343/empfehlungen-zur-hygienischen-zubereitung-von-pulverfoermiger-saeuglingsnahrung.pdf*

NÜTZLICHE LINKS

Emergencies Nutrition Network (ENN) *www.ennonline.net*

Food First Informations- und Aktionsnetzwerk (FIAN) *www.fian.org*

FIAN Germany *www.fian.de*

Internationales Aktionsnetzwerk für Säuglingsnahrung (IBFAN) *www.ibfan.org*

Aktionsgruppe Babynahrung e. V. (Deutsche Untergruppierung des IBFAN) *www.babynahrung.org*

Internationale Arbeitsorganisation (ILO) *www.ilo.org*

Internationale Vereinigung der Stillberaterinnen (ILCA) *www.ilca.org*

Berufsverband Deutscher Laktationsberaterinnen IBCLC e. V. (deutsche Untergruppierung der ILCA) *www.bdl-stillen.de*

La Leche League International (LLLI)
www.llli.org

La Leche Liga Deutschland
www.lalecheliga.de

People's Health Movement (PMH)
www.phmovement.org

People's Health Movement Deutschland
www.phmovement.de

UNICEF
www.unicef.org

Weltweite Allianz für das Stillen (WABA)
waba.org.my

Nationale Stillkommission Deutschland
www.mri.bund.de/de/themen/nationale-stillkommission/nationale-stillkommission

WHO
www.who.org www.euro.who.int/de/home

Arbeitsgemeinschaft Freier Stillgruppen e. V. (AFS)
www.afs-stillen.de

Initiative Babyfreundliches Krankenhaus
www.babyfreundlich.org

Zitierte Filme:

»Milk« von Noemí Weis (1998) *www.milkhood.com*

»Formula for disaster« von Unicef Philippines (2007) *www.babymilkaction.org/archives/1414*

»Tigers« von Danis Tanovich (2018) *bit.ly/TigersFullMovie*

LITERATUR-VERZEICHNIS

1 Muller, M., The Baby Killer. London: War on Want 1974.

2 Palmer, G., The Politics of Breastfeeding: when breasts are bad for business. (3. Aufl.), Pinter & Martin, 2009.

3 Macaskill, W., Doing Good Better: How Effective Altruism Can Help You Make a Difference. Guardian Books, 2015.

4 Victora, C. G. et al (2016), Breastfeeding in the 21st century: epidemiology, mechanisms, and lifelong effect. »The Lancet«, Vol. 387, Ausg. 10017: S. 475–490.

5 Edmond, K. M. et al (2006), Delayed breastfeeding initiation increases risk of neonatal mortality. »Paediatrics«, Vol. 117, Ausg. 3, S. 380–386.

6 Newcomb, P. et al. (1994), Lactation and a reduced risk of postmenopausal breast cancer. »The new England Journal of Medicine«, Vol. 330, S. 81–87. Zitiert nach: Mason, F., Rawe, K., Wright, S., 2013, Superfood for Babies: How overcoming barriers to breastfeeding will save children's lives. London: The Save the Children Fund.

7 Kent, G. (2015), Global infant formula: monitoring and regulating the impacts to protect human health. »International Breastfeeding Journal«, Ausg. 10, S. 6.

8 Prentice, A. M. et al, 1980, Dietary supplementation of Gambian nursing mothers and lactational performance. »The Lancet«, Vol. 2, Ausg. 8200, S. 886–888.

9 De Waal, A., Famine that kills. Oxford Clarendon Press, 1989 und (aktualisiert) Oxford University Press, 2004.

10 Cadogan, W., An essay upon nursing and the management of children, from birth to three years of age. London, John Knapton 1748 (1. Ausg.).

11 Dr. Collins, Practical Rules for the Management and Medical Treatment of Negro Slaves in the Sugar Colonies. J. Barfield, 1803.

12 Basiert auf: World Alliance of Breastfeeding Action (WABA): waba.org.my/resources/lam/

13 Edmond K. M. et al. (2006), Delayed breastfeeding inititiation increases risk of neonatal mortality. »Paediatrics«, Vol. 117, Ausg. 3, S. 380–386.

14 Drucker, P., Management. New York, Harper & Row, 1974.

15 Coutts, F. J. M., Inquiry into condensed milks with special reference to their use as infants' foods. Local Government Board Reports: Food Report Nr. 15. London: HMSO, 1911. Auch: Coutts, F. J. M., On the use of proprietary foods for infant feeding and analysis and composition of some proprietary foods for infant feeding. Food Report Nr. 20, London: HMSO, 1914.

16 Williams. C., Milk and Murder. Ansprache an den Rotary Club Singapur 1939.
Allain A. Penang (Ed.): IOCU, PO Box 1045, 10830 Penang, Malaysia.

17 Jelliffe, D. B., und Jelliffe, E. F. P., Human Milk in the Modern World, Oxford: Oxford University Press, 1978.

18 Apple, R., Mothers and medicine: a history of infant feeding from 1850–1950. Madison: University of Wisconsin Press, 1987: S. 21. S. auch: Rotch, T. M., A discussion on the modification of milk in

the feeding of infants. BMJ, 6. September 1902, S. 653. (Eine Diskussion über die Modifikation der Milch bei der Ernährung von Säuglingen.) Ich bin Rima Apple für ihre bahnbrechenden Forschungen zu Dank verpflichtet und habe mich im Wesentlichen auf ihre Arbeit gestützt.

19 Chetley, A., The Baby Killer Scandal: A War on Want investigation into the promotion and sale of powdered baby milks in the Third World. London, War on Want, 1979.

20 Willat, N., How Nestlé adapts products to its markets. »Business Abroad«, Vol. Juni 1970, S. 31–33.

21 Williams, C., Interview im »Lansing Star«, 18. Oktober 1978.

22 Jelliffe, D. B., Commerciogenic malnutrition? »Food Technology«, Vol. 25, S. 55–56. S. auch: Wennen van der May CAM, 1960, The decline of breastfeeding in Nigeria. »Tropical and Geographical Medicine«, Vol. 21, S. 93.

23 Muller, M., The Baby Killer. London, War on Want 1974.

24 CAC, 28th Session. Proposals of Working Group for Sectors on Food Additives, 2. Sept. 2006, www.codexalimentarius.net.

25 Crawley, H., und Westland, S., Infant Milks in the UK: A Practical Guide for Health Professionals. First Steps Nutrition Trust, Juni 2015, und Crawley H. und Westland S., Scientific and factual? A review of breastmilk substitute advertising to healthcare professionals. First Steps Nutrition Trust, 2016.

26 Kent, G., 2015, Global infant formula: monitoring and regulating the impacts to protect human health. »International Breastfeeding Journal«, Ausg. 10, S. 6.

27 Walters, D. et al., 2016, The Cost of Not Breastfeeding in Southeast Asia. Health, Policy and Planning, 1–10. Dazu persönliche Mitteilung Roger Mathisen.

28 A Tightening Grip. »The Economist«, 14. März 2015.

29 Walters D. et al, 2016, The Cost of Not Breastfeeding in Southeast Asia. Health, Policy and Planning, 1–10. Dazu persönliche Mitteilung Roger Mathisen.

30 Euromonitor: Global Packaged Food: Market Opportunities for Baby Food 2013. Sept. 2008.

31 Siehe Website der brasilianischen Regierung: *www.brasil.gov.br/cidadania-e-justica/2015/09/brasil-esta-acima-da-media-mundial-na-reducao-da-mortalidade-infantil-diz-onu.*

32 Clavano, N. R., The results of a change in hospital practices – a paediatrician's campaign for breastfeeding in the Philippines. A Case Study. Assignment Children 55/56, UNICEF, 1981. Dr. Clavano war eine Zeugin bei der US-Senat Anhörung im Jahr 1978.

33 Siehe *www.who.int/nutrition/publications/infantfeeding/9241562218/en.*

34 Formula for Disaster (Film), UNICEF 2007. Kann online angesehen werden unter *www.babymilkaction.org/archives/1414.*

35 Laslett, P., The World we have lost – further explored. London: Methuen 1983.

36 Campbell, C. E., 1984, Nestlé and breast vs. Bottle-feeding: mainstream and Marxist perspectives. International Journal of Health Services, Vol. 14, Ausg. 4, S. 547–566.

37 Schätzung der Bank of England economics, zitiert in George, S., The Lugano Report II, Transnational Institute, Amsterdam 2013.

38 Bericht der New Yorker Generalstaatsanwaltschaft, zitiert in NY Times und The Lugano Report II, siehe oben.

39 Lanchester, J., When Bitcoin Grows Up. London Review of Books, 21. April 2016.

40 Global Food: Waste Not, Want Not. Bericht von Fox, T., Head of Energy and Environment, IMECHE, GB, Januar 2013.

41 Aguayo, V. M., und Ross, J., 2002, The monetary value of human milk in Francophone West Africa: a profile for nutrition policy communication. Food and Nutrition Bulletin, Vol. 23, Ausg. 2, S. 153–161.

42 Waring, M., If women counted: a new feminist economics. Macmillan, 1988. Eine erweiterte und aktualisierte Version dieses Buches: Counting for nothing: What men value and what women are worth. University of Toronto Press, 1999.

43 Smith J. P., Ingham L. H., 2005, Mothers' milk and Measures of Economic Output. »Feminist Economics«, Vol. 11, Ausg. 1, S. 41–62.

44 Siehe »The Lancet Series on Breastfeeding«: Rollins N. C. et al., 2016, Why invest, and what it will take to improve breastfeeding practices? »The Lancet«, Vol. 387, Ausg. 10017, S. 491–504. S. a.: Victora C. G. et al. (2016), Breastfeeding in the 21st century: epidemiology, mechanisms, and lifelong effect. »The Lancet«, Vol. 387, Ausg. 10017: S. 475–490.

45 National Domestic Workers Alliance, zitiert in: Aviv, R., The Cost of Caring. »The New Yorker«, 11. April 2016.

46 North, A., The Dark Underworld of Bangladesh's Clothing Industry, BBC Online, 26. April 2013.

47 The UN Research Institute for Social Development (UNRISD). States of disarray: the social effects of globalisation. UNRISD, 1995 [S. 70: 350.000 illegale Kinderfrauen in den USA], sowie: Parreñas R., The Global Servants: (Im) Migrant Filipina Domestic Workers in Rome and Los Angeles. PhD dissertation, Dpt. of Ethnic Studies, UCLA, Berkeley, 1999, in: Hochschild, A. R., Love and Gold, in: Ehrenreich, B. und Hochschild, A. R., Global Women, Nannies, Maids and Sex workers in the New Economy. Granta Books, 2003.

48 Professor Maria Ibarra von der San Diego State University, zitiert in Aviv, R., The Cost of Caring. »The New Yorker«, 11. April 2016.

49 Winikof, B., Laukaren, V. H., 1989, Breastfeeding and Bottlefeeding Controversies in the Developing World: Evidence from a Study in Four Countries. »Social Science and Medicine«, Vol. 29, S. 859–868.

50 Sen, A., Poverty and Famines: An Essay on Entitlement and Deprivation. Oxford, New York: Clarendon Press, Oxford University Press, 1982.

51 Kent, G. (2015), Global infant formula: monitoring and regulating the impacts to protect human health. »International Breastfeeding Journal«, Vol. 10: S. 6.

52 Zahlen und Fakten von Valerie Gatchell und Caroline Wilkinsons von UNHCR und Marie McGrath von ENN, 2016.

53 Bailey, L. et al., 2014, Association of Antibiotics in Infancy with Early Childhood Obesity, » JAMA Paediatrics, Vol. 168, Ausg. 11, S. 1063–1069. Siehe auch Saari, A. et al. (2015), Antibiotic Exposure in Infancy and Risk of Being overweight in the First 24 Months of Life. »Paediatrics«, Vol. 135, Ausg. 4, S. 617–626.

54 Ashley, B. et al., Global prevalence of antibiotic resistance in paediatric urinary tract infections caused by E coli and association with routine use of antibiotics in primary care: systematic review and meta-analysis. BMJ, März 2016, S. 352.

55 Titmuss, R. M., 1997. The Gift Relationship, LSE Books.

56 UK Chief Medical Officer, Dame Sally Davies: Annual Report 2016.

57 Report on Carbon Footprint due to Milk Formula. A study from selected countries of the Asia-Pacific Region. BPNI/IBFAN Asia. IBFAN, 2015.

58 waronwant.org/ttip.

59 Wilkinson, R., und Pickett, K., The Spirit Level: Why more equal societies almost always do better. Penguin Books, 2009.

60 UN-Kinderrechtskonvention, Artikel 57 (Art. 57, Convention on the Rights of the Child) S. *www.unicef.org/crc.*

WEITERE TITEL IM MAGAS VERLAG

• **Was im Wochenbett wichtig ist,** S. Messager, übersetzt v. S. Schulte, 2022. Nur eine gut versorgte Mutter kann sich angemessen um ihr Neugeborenes kümmern. Tipps und Ideen wie wir Wöchnerinnen stärken können. ISBN 978-3-949537-01-1

• **Fünf Julias,** M. Souza, übersetzt v. P. Bös, 2022. Ein packender Coming-of-Age Roman über Heranwachsende und soziale Medien, 2022. ISBN 978-3-949537-04-2

• **Was ist obszön?,** Rokudenashiko, übersetzt v. A. Fleiter, 2022. Wie eine Japanerin wegen Vulva-Art ins Gefängnis kam. Manga. ISBN 978-3-949537-06-6

• **Die Gebärhaltung der Frau,** L. Kuntner, 2022. *»Dieses Buch darf als Standardwerk im Hebammenwesen bezeichnet werden«, Deutscher Hebammenverband.* ISBN 978-3-949537-02-8

• **Dringend notwendig: Die menstruelle Revolution,** K. Pickering & J. Bennett, übersetzt v. M. Hopp, 2022. *Warum wir eine Revolution der Menstruation brauchen bevor wir echte Gleichberechtigung erreichen können.* ISBN 978-3-949537-05-9

• **Gebären wie eine Feministin,** M. Hill, übersetzt v. S. Heidelberger. *Dieses Buch ist ein Leitfaden für alle, die sich fragen, was sie konkret zur Verbesserung der Geburtssituation beitragen können.* ISBN 978-3-949537-07-3

• **Geburt von der Stange?,** hrsg. von H. Dahlen, B. Kumar-Hazard, V. Schmied, übersetzt v. E. Freiwald, 2022. Über die Verletzung von Menschenrechten innerhalb des Geburtshilfesystems. ISBN 978-3-949537-03-5

• **Zurück zur Geburt als Übergangsritus,** R. Reed, übersetzt v. I. Glienke, 2022. Ein holistisch evidenzbasierter Rahmen um Geburt zu verstehen. ISBN 978-3-949537-08-0

• **Die Seelenkarten,** D. Linn, übersetzt v. H. Bolke-Hermanns, 2022. Lass deine Seele zu dir sprechen, 52 bunt illustrierte Karten mit Anleitungsheft. ISBN 978-3-949537-09-7

Alle Titel sind (vor-)bestellbar über *www.magas-verlag.de*

magas verlag

Bücher, die Frauen stärken.